Navya Upadhyay

Biomateriais para implantes

Navya Upadhyay

Biomateriais para implantes

ScienciaScripts

Imprint

Any brand names and product names mentioned in this book are subject to trademark, brand or patent protection and are trademarks or registered trademarks of their respective holders. The use of brand names, product names, common names, trade names, product descriptions etc. even without a particular marking in this work is in no way to be construed to mean that such names may be regarded as unrestricted in respect of trademark and brand protection legislation and could thus be used by anyone.

Cover image: www.ingimage.com

This book is a translation from the original published under ISBN 978-620-6-15699-4.

Publisher:
Sciencia Scripts
is a trademark of
Dodo Books Indian Ocean Ltd. and OmniScriptum S.R.L publishing group

120 High Road, East Finchley, London, N2 9ED, United Kingdom
Str. Armeneasca 28/1, office 1, Chisinau MD-2012, Republic of Moldova, Europe
Printed at: see last page
ISBN: 978-620-7-58214-3

Índice

INTRODUÇÃO

A introdução e evolução dos implantes dentários veio revolucionar as modalidades de tratamento para substituição de dentes naturais perdidos. Atualmente, os implantes endósseos são bem aceites para a reconstrução oral e craniofacial, servindo como estruturas transmucosas para suportar dentes unitários, próteses parciais fixas, reconstruções de arcada completa e próteses removíveis completas ou para reconstruir defeitos maxilofaciais[1]. A tecnologia de implantes está a evoluir continuamente à medida que novos resultados de investigação permitem uma melhor compreensão dos princípios biológicos que regem o desenvolvimento de uma interface dinâmica entre o tecido vivo e uma estrutura artificial.

A resposta biológica global do tecido hospedeiro aos implantes dentários depende inquestionavelmente das características fundamentais do material do implante e das suas características de superfície.[2]

O objetivo da investigação sobre biomateriais de implantes tem sido constantemente o desenvolvimento de materiais de implantes que induzam uma cicatrização previsível, controlada, orientada e rápida dos tecidos interfaciais, tanto duros como moles[3]. A premissa é que esses biomateriais contribuirão para o arsenal de ferramentas disponíveis que permitem a conceção de sistemas de implantes melhorados.

Nos princípios inicialmente propostos para obter a osteointegração, foi defendida a colocação de implantes de titânio comercialmente puro de superfície lisa do tipo parafuso no osso viável de maxilas ou mandíbulas completamente desdentadas com um período de cicatrização submerso. Atualmente, a colocação imediata de implantes após a extração dentária, a estabilidade em osso de baixa densidade, a redução do período de cicatrização e a utilização de procedimentos de fase única aumentaram o desafio das propriedades biomecânicas dos implantes. Para acomodar as novas aplicações clínicas da moderna implantologia dentária, os fabricantes modificaram as macroestruturas. [4](Tendo em conta a variedade de materiais, tratamentos de superfície e geometrias disponíveis, a tarefa do clínico de selecionar o tipo perfeito para um caso específico torna-se complicada.

Esta revisão tem como objetivo apresentar uma visão dos vários biomateriais de implantes dentários experimentados desde os tempos antigos até aos contemporâneos com um futuro promissor.

PERSPECTIVA HISTÓRICA

A cárie e a perda traumática de dentes têm atormentado a humanidade desde os primórdios da humanidade e, paralelamente a estas aflições, surgiu o desejo de substituir os dentes doentes ou perdidos por dispositivos artificiais. Congdon, em 1915, definiu pela primeira vez a implantação como um termo utilizado para "designar a operação de introdução de uma raiz natural ou artificial num alvéolo artificial cortado no processo alveolar". As palavras de Congdon, em 1915, predestinaram o desejo atual de reprodutibilidade e de garantia de durabilidade dos implantes. Podem ser descritas seis eras distintas na implantologia dentária[5].

1. A era antiga (até 1000 d.C.)
2. O período medieval (1000 -1799)
3. O período de fundação (1800 - 1910)
4. A era pré-moderna (1910 - 1930)
5. O início da era moderna (1935-1977)
6. Implantologia oral contemporânea (1978 até à atualidade)

A Era Antiga

O implante intraósseo de dentes de animais e de dentes artificiais esculpidos em marfim era efectuado nas mulheres da corte das antigas dinastias egípcias. De facto, a perda de dentes era considerada uma desvantagem tão grande que, antes da mumificação ou da preparação para o enterro, eram implantados dentes artificiais ou de animais no maxilar do cadáver para assegurar a preparação para a vida após a morte. De acordo com Cranin, o mais antigo exemplar de implante dentário registado foi inserido durante a era pré-colombiana.

As escavações efectuadas na Playa Los Muertos, no vale do rio Ulua, nas Honduras, em 1931, levaram à descoberta de um crânio de origem maia, datado de 600 A. D., por Wilson Popenoe. D. por Wilson Popenoe. O crânio apresentava 3 pedaços de concha em forma de dente que tinham sido colocados no encaixe dos dentes incisivos inferiores. As radiografias revelaram uma formação óssea completa à volta de dois desses implantes. (Fig. 2.1)

Parece lógico, então, que os Maias praticavam a implantação de materiais aloplásticos em pessoas vivas.

A escavação de crânios de índios sul-americanos pré-incaicos em Eucador por Saville sugeriu que esta cultura utilizava incrustações de ouro em cavidades preparadas e efectuava implantes e reimplantes de dentes. Saville escreveu: "Uma caraterística invulgar encontrada foi o incisivo lateral direito, que não pertence à mandíbula, mas foi implantado para substituir o incisivo médio". Também foram observadas evidências de inlays entre os astecas.

A implantologia oral também pode traçar a sua história até ao Médio Oriente. Em 1862, Gaillardot, durante uma escavação perto da antiga cidade de Sidon, descobriu um aparelho protético datado de 400 a.C., que consistia em quatro dentes inferiores naturais com dois dentes de marfim escavados, que serviam de substitutos para dois incisivos em falta, todos unidos por fios de ouro. A história dos implantes e transplantes dentários remonta a África (egípcios), à América (maias, astecas, incas) e ao Médio Oriente.

Também neste período histórico mais antigo, os transplantes de dentes podem ser atribuídos aos gregos, aos etruscos e aos romanos.

O período medieval

A época medieval ocupou-se sobretudo do transplante de dentes. Albucasis (Abul Kalim), um cirurgião árabe (936-1013), descreveu os procedimentos de transplante. Fabricou implantes a partir de osso de boi.

No Japão, durante os séculos 15th e 16th , as próteses dentárias de madeira foram concebidas para funcionarem como coroas de cavilha. O pino da prótese era inserido no canal radicular de um dente não vital cuja coroa estava em falta. Esta é uma prova da existência de próteses endodônticas suportadas por implantes.

Um proeminente cirurgião de 1500, Ambrose Pare, enfatizou as vantagens do transplante.

O transplante de dentes no século 18th foi apoiado por personalidades como Pierre Fauchard (1678-1761) e John Hunter (1728-1793).

No entanto, durante este período, a transplantação teve os seus detractores. O satírico Thomas Rowlandson criticou fortemente a prática. Os dentes humanos eram escassos e caros e os dentes de cadáveres eram geralmente repugnantes para o paciente. Em 1700, foi relatado que o transplante de dentes poderia levar à transmissão de doenças e até mesmo à morte. thEventualmente, a popularidade do procedimento diminuiu no início do século XIX.

O período de fundação

Em 1809, J. Maggilio inseriu um implante de ouro numa cavidade de um dente recém-extraído. O implante tinha a forma de um pequeno tubo com três pinos na extremidade dobrados sobre si próprios para proporcionar retenção. (Fig. 2.2)

Este implante não foi verdadeiramente submerso, mas permitiu-se que os tecidos cicatrizassem passivamente sem uma coroa. A coroa foi colocada depois de os tecidos parecerem estar saudáveis.

No final do século XIX, assistiu-se a um ressurgimento dos procedimentos de implantação de dentes naturais. N.J. Younger, de São Francisco, é o responsável pela introdução desta operação nos Estados Unidos, mas os insucessos foram demasiados, sendo duas causas importantes a reabsorção e a esfoliação.

Em 1887, o Dr. S.M. Harris de Grass Valley, Califórnia, implantou uma coroa de dente artificial de porcelana que foi montada num poste de platina. À volta desta, o chumbo foi derretido num molde para se assemelhar a uma raiz de dente e foi ligeiramente desbastado para proporcionar um suporte de retenção para novos tecidos no alvéolo.

Em 1888, Berry escreveu sobre a necessidade de obter dentes livres do perigo de comunicação de doenças, uma resposta aos perigos da implantação ou reimplantação de dentes naturais. Sugeriu que, possivelmente, os dentes de porcelana com raízes de madeira, estanho e prata seriam mantidos se fossem colocados com habilidade. Segundo Berry, o chumbo, que é bem tolerado pelo organismo, era o melhor material para as raízes dos dentes a implantar. Propôs a necessidade de congruência imediata do implante e a utilização de um biomaterial comprovadamente seguro - o chumbo.

Em 1889, o Dr. J.M. Edmunds, de Nova Iorque, implantou uma cápsula de folha de platina coberta com chumbo e soldada com prata numa cavidade artificial criada sob anestesia local

Em 1891, o Dr. N.W.Znamenski relatou o implante de raízes artificiais de porcelana, guta percha e borracha.

Em 1895, o Dr. Bonwill implantou tubos de ouro ou irídio nos alvéolos após a extração.

Em 1897, o Dr. William Ernest Walker sugeriu a utilização de dentes incisivos centrais superiores de bovinos e a sua implantação em alvéolos de molares recém-extraídos após a remoção do septo inter-radicular.

A era pré-moderna

Em 1901, a Dental Cosmos informou que Payne tinha apresentado a sua técnica de implantação de cápsulas na clínica do Terceiro Congresso Internacional de Medicina Dentária.

Implantou uma cápsula de prata concebida para suportar uma coroa de porcelana.

Em 1903, o Dr. R.C. Scholl de Reading, Pensilvânia, implantou uma coroa de porcelana que foi montada numa raiz de porcelana ondulada.

A coroa tinha dois pinos que se projectavam de cada lado e que foram encaixados na amálgama recém-colocada nos dentes de cada lado do implante.

Esta estabilização única manteria o implante firme até que o osso o pudesse apertar.

Em 1913, o Dr. Edward J. Greenfield apresentou a sua técnica de implantação perante a Academia de Estomatologia de Filadélfia, em 28 de janeiro de 1913[6].

O seu procedimento consistiu em utilizar uma trefina para fazer um orifício de medida exacta no osso alveolar. Com a trefina, foi retirada uma lasca de osso, deixando um núcleo ósseo e, assim, foi criada uma cavidade no osso. (Fig. 2.3)

O implante era um cilindro oco e treliçado de fio de iridio-plantinum. À parte superior do implante, soldada com uma solda de ouro de 24 quilates, encontrava-se uma pequena placa com exatamente o mesmo diâmetro do implante, tendo na sua superfície superior uma ranhura que mais tarde aceitaria uma coroa artificial. Após a limpeza da calha preparada e a esterilização completa do implante metálico, a raiz artificial foi afundada em torno do núcleo ósseo. A lógica subjacente a esta técnica consistia em permitir que o novo osso crescesse através dos interstícios do implante e se unisse ao osso do núcleo central.

Greenfield enfatizou repetidamente a importância de o osso estar intimamente associado ao implante antes de avançar para a fase seguinte, o requisito de osseointegração.

Na década de 1920, Leger Dorez desenvolveu um implante de raiz artificial expansível comparável a um parafuso de expansão.[5]

Em 1925, Tomkins implantou dentes de porcelana.

Em 1936, Brill inseriu pinos de borracha em soquetes preparados artificialmente.

Em 1937, Adams desenvolveu e patenteou um implante cilíndrico submerso com a forma de um parafuso. O implante tinha um fundo arredondado, um colar gengival liso e uma tampa de cicatrização.

O início da era moderna

A era moderna da dentisteria de implantes começou definitivamente no final dos anos 30 com o trabalho de Venable, Strock, Dahl, Gershkoff & Goldberg.

A procura de um material que pudesse ser implantado no corpo era uma preocupação constante da profissão médica, especialmente dos ortopedistas. Um grande avanço ocorreu em 1939, quando dois cirurgiões, os Drs. C.S. Venable e W.G. Strock, experimentaram a liga de crómio-cobalto, Vitallium. Os dentistas não demoraram a seguir este trabalho de Venable e Strock[6] .

Os estudos de Venable e Strock indicaram que a liga de Cobalto - Crómio - Molibdénio (vitallium) era o único metal utilizado na altura que não produzia qualquer ação electrolítica quando enterrado em tecidos[7] .

Uma utilização inicial do vitallium de Venable foi a utilização de um implante dentário do tipo parafuso de Venable por Alvin & Moses Strock a partir de 1939[5] . Strock desenvolveu implantes dentários endodônticos e verdadeiramente endósteos na década de 1940, com implantes que proporcionam um serviço satisfatório durante até 17 anos. Strock também iniciou estudos experimentais em animais para examinar a resposta dos tecidos a esses implantes colocados em cães. Apresentou provas histológicas de uma possível congruência óssea com os implantes após períodos de utilização. Esta foi a nossa primeira prova histológica de osteointegração.

No entanto, estes implantes falharam num curto espaço de tempo. Para procurar uma resposta, um cirurgião oral, o Dr. Joseph Bernier, começou a fazer experiências com a colocação de metais no osso, tendo descoberto que a eletrólise de metais no osso resultava na produção de sais metálicos no fluido tecidular local. Este facto provocava uma proliferação celular excessiva que inibia o crescimento de novo osso.

No entanto, o vitallium, sendo inerte, não causava este fenómeno. O procedimento de Bernier, que tinha fins estritamente experimentais, consistia em aparafusar parafusos de vitallium de cabeça chata na borda inferior da mandíbula de animais de laboratório, atravessando-os através da placa cortical. Isto foi feito para além do implante que enterrou nas cavidades dos dentes cúspides que tinha extraído. Bernier verificou que, quando o implante estava completamente coberto, era bem tolerado; mas havia exsudação e inflamação abundantes à volta dos implantes que se projectavam através da pele.

Em 1941, o Dr. Gustav Dahl, da Suécia, proporcionou um mecanismo de retenção para maxilares totalmente edêntulos, colocando, abaixo do periósteo, uma estrutura metálica com extensões verticais que sobressaíam através da gengiva - os primeiros implantes subperiosteais. Dois dentistas americanos, Dr. Aaron Gershkoff e Noman Goldberg, levaram esta técnica para os Estados Unidos e efectuaram a sua primeira colocação cirúrgica em 1948[6]. Estes primeiros implantes eram pré-fabricados e eram concebidos pelo dentista depois de estudar um modelo. Após o fabrico, os implantes eram aparafusados diretamente no rebordo alveolar.

Infelizmente, muitos deles falharam muito rapidamente, mas um número suficiente foi mantido no local com sucesso durante algum tempo para encorajar os investigadores que viram o lado positivo deste trabalho. A estrutura foi aumentada e alargada para distribuir as tensões e removê-las da crista do rebordo. Os rebordos inadequados foram aumentados com enxertos de osso autógeno retirados da crista ilíaca e colocados nas áreas de crib do implante. Os componentes verticais foram modificados de modo a que os anéis em O no interior da superfície inferior de uma prótese total se encaixassem neles e segurassem a prótese no lugar.

Atribui-se a Isiah Lew[5] o desenvolvimento de impressões ósseas directas e do procedimento subperiosteal de duas fases em 1951. Berman e Marziani também começaram a fazer experiências com impressões ósseas directas para implantes subperiosteais. A evolução dos desenhos dos implantes subperiosteais incluiu os implantes subperiosteais unilaterais de Weinberg, os implantes subperiosteais unilaterais de Leonard Linkow com dedos linguais em 1955 e o implante borboleta de Bodine da década de 1950, que se encontrava sobre o osso. Também em meados da década de 1950, Salagaray e Sol desenvolveram um implante subperiosteal simples com uma barra horizontal e, em Londres, Trainin concebeu implantes subperiosteais semelhantes aos americanos. O desenho do implante subperiosteal evoluiu rapidamente a partir de então. Weber apresentou o implante subperiosteal universal em 1968, Mentag introduziu o conceito de mesiobar em 1974, Cranin desenvolveu a barra contínua Brookdale em 1978 e D'Alise introduziu o anel em O.

No final da década de 1970, James recomendou a utilização da superfície vestibular de ambos os ramos para suporte da estrutura subperiosteal. James também foi pioneiro na utilização da tomografia computorizada (TC) como um mecanismo para desenvolver modelos mandibulares para implantes subperiosteais, eliminando assim todo um procedimento cirúrgico para o paciente.

Muitos consideram Manlio Formiggini, de Itália, o "Pai da

Modernidade".

[8]O implante que introduziu em 1947 foi concebido a partir de duas peças de fio de tântalo torcido para formar uma hélice em espiral. As extremidades superiores do fio eram soldadas entre si para formar o pilar ao qual a prótese era fixada (Fig. 2.4). Razoável em teoria, falhou na prática.

Outros, com base no seu trabalho, conceberam vários modelos de implantes, incluindo espirais fundidas. Um implante mais bem sucedido foi concebido por Raphael Chercheve, que utilizou uma espiral dupla, fundida numa liga de crómio-cobalto, que foi colocada manualmente no lugar depois de os orifícios de orientação terem sido introduzidos no osso.

Outros implantes desenvolvidos nesta altura incluíam a utilização de raízes de porcelana e acrílico por Marziani para suportar próteses completas e o design de pilar de Lee[5] O pilar central de Lee era estreito com pequenas extensões, o que, segundo Smollon, "permitia que o sangue e os elementos de construção óssea abrangessem a maior parte do implante". Benoit e Michelet desenvolveram um implante transósseo utilizando um desenho de pino semelhante.

O período das décadas de 1950 e 1960 foi um período de tentativas e erros no desenvolvimento do design de implantes. Foi um período dominado pelo trabalho de Linkow. Ele também motivou o desenvolvimento de uma organização profissional de implantodontistas que, em 1915, se tornou na Academia Americana de Implantologia.

O Dr. Per Ingvar Branemark, um médico sueco que era um biólogo anatómico e experimental, estava interessado em estudar a resposta e a regeneração da cicatrização óssea para observar o funcionamento da medula óssea in vivo, um processo conhecido como microscopia vital.

Adaptou uma câmara experimental que tinha sido utilizada em Inglaterra para ser inserida em orelhas de coelho. Na impossibilidade de obter tântalo (o material utilizado no projeto original), utilizou titânio para fabricar uma câmara que pudesse ser inserida em patas de coelho para permitir a visualização microscópica do processo vital. Após uma série de investigações que duraram meses, procurou recuperar a câmara para a reutilizar e descobriu, para seu aborrecimento, que não podia ser removida do osso do coelho.

Branemark só se apercebeu do significado deste acontecimento algum tempo depois de 1960, quando aceitou um cargo de professor no Departamento de Anatomia da Universidade de Gotemburgo. Aí, utilizando uma adaptação da câmara de titânio colocada na parte superior do braço de "voluntários" humanos, ele e a sua equipa investigaram o funcionamento e a estrutura das células sanguíneas humanas em diversas condições, incluindo a resposta ao consumo de cigarros. Este trabalho forneceu uma grande quantidade de informação sobre a natureza do sangue e mostrou aos investigadores que o titânio que servia de invólucro às lentes parecia ser exclusivamente compatível com os tecidos moles e a pele humana, não provocando reacções imunológicas adversas. Nesta altura, Branemark começou a considerar a possibilidade de utilizar o titânio em aplicações médicas[9] .

Nos anos que se seguiram, Branemark e a sua equipa perseguiram esta visão em várias frentes. Conceberam parafusos de titânio e inseriram-nos nos maxilares de cães beagle, estudando as condições necessárias para conseguir uma ligação sólida entre o osso e o metal.

Estudaram os processos biomoleculares que ocorrem quando o titânio é colocado em tecidos vivos e, à medida que esta compreensão avançava, Branemark acreditou que era necessário cunhar um novo termo para se referir ao crescimento do osso nos fios e fendas do titânio, tendo finalmente optado por "integração Osseo", derivado das palavras latinas os (osso) e integro (renovar).

Em 1965, a equipa sueca sentiu-se preparada para aplicar as suas descobertas a doentes humanos. Embora tivessem planeado inicialmente trabalhar com cirurgias de joelhos e articulações da anca, escolheram como primeiro paciente humano um homem de 34 anos que nasceu com o queixo e a mandíbula deformados. Branemark inseriu quatro acessórios de titânio na mandíbula do homem e, vários meses depois, utilizou os acessórios como base para um conjunto fixo de dentes falsos. Os acessórios sobreviveram, a vida do paciente foi transformada e Branemark decidiu desenvolver mais técnicas para lidar com a reabilitação dentária.

Em 1963, Leonard Linkow, um dentista de Nova Iorque, concebeu o que designou por "Vent Plant", um implante auto-roscante.[8] Este implante do tipo parafuso tinha aberturas laterais que permitiam o crescimento do osso para o interior do núcleo. Originalmente fabricado em liga de crómio-cobalto ou aço inoxidável, Linkow cedo se apercebeu que o titânio comercialmente puro, introduzido na implantologia por Branemark uma década antes, era o material de eleição e, a partir de 1964, a maioria dos implantes fabricados passou a ser de metal. (Fig. 2.5)

Embora Linkow tenha apresentado o primeiro pedido de patente em 1965, a sua primeira inserção de lâmina foi efectuada em 1967. Em 1969, modificou este desenho incorporando roscas verticais e horizontais nos postes das aberturas da lâmina. Isto permitiu que a prótese fosse aparafusada ao implante.

A hidroxiapatite foi utilizada na cirurgia periodontal durante vários anos para estimular o crescimento ósseo. Este facto levou à experimentação da hidroxiapatite como material para utilização em implantes. Num estudo de 1968, financiado pelo Exército dos EUA no Batelle Memorial Institute, Driskell criou implantes dentários unitários de óxido de alumínio de elevada pureza e colocou-os em locais de extração recentes. Os estudos histológicos demonstraram que, nos casos em que foi utilizada uma configuração de raiz serrilhada com uma forma de raiz cónica simples, se desenvolveu uma interface direta entre o osso e o implante.

O princípio do implante de lâmina foi levado um pouco mais longe por Harold & Ralph Roberts que, em 1970, introduziram os implantes de estrutura do ramo.

No início da década de 1970, Kawahara, após estudos experimentais positivos em animais no Japão, desenvolveu um implante cilíndrico de cerâmica composto por óxido de alumínio alfa de cristal único.

Em 1972, Brainin introduziu um implante feito de carbono vítreo formado em torno de um núcleo de aço inoxidável[8] . Após estudos iniciais com cães, estes implantes foram rapidamente comercializados na profissão como implantes Vitrident. Infelizmente, estes implantes tendiam a falhar rapidamente e geralmente esfoliavam-se. Outras investigações colocaram implantes de cerâmica nos maxilares de babuínos e seguiram-nos durante 5 anos. Apesar de terem sido eminentemente bem sucedidos em animais, estes implantes falharam quando os investigadores os experimentaram em humanos.

Em 1975, Driskell foi o primeiro a colocar implantes dentários de cerâmica em seres humanos e, pouco depois, foram os primeiros a ser comercializados predominantemente como substitutos de um único dente. Foram experimentadas outras cerâmicas, nomeadamente o carbono vítreo (semelhante ao vidro).

Os implantes cerâmicos tinham sido utilizados anteriormente para aumentar o osso alveolar nos casos em que a extração de dentes periodontalmente afectados tinha deixado um rebordo insuficiente para o fabrico de uma prótese completa. A investigação inicial foi efectuada em ratos e cães. Depois disso, foram colocados 81 implantes de cerâmica em alvéolos de extração de 11 pacientes. Como os implantes foram completamente enterrados, não houve sinais de rejeição, após 5 anos. No entanto, os fracassos com estes materiais e a introdução de Branemark dos seus implantes de titânio levaram os investigadores a um novo caminho que resultou em implantes feitos de titânio puro e, neste caso, com um revestimento aderente de hidroxiapatite. Estes novos implantes mostraram uma forte fixação do osso ao implante.

Em 1975, as descobertas e as técnicas de Branemark obtiveram a aprovação de uma equipa independente de três professores que comunicaram ao Conselho Nacional de Saúde e Bem-Estar da Suécia que "o tratamento com uma construção em ponte ancorada no osso maxilar pode e deve ser utilizado como complemento das próteses convencionais"[5] . Um ano mais tarde, em abril de 1976, o método Branemark passou a ser totalmente coberto pelo sistema nacional de seguro de saúde sueco e Branemark começou a formar os primeiros especialistas dentários suecos nas suas técnicas em outubro de 1977.

Na década de 1970, uma aliança de dentistas, cirurgiões orais e maxilofaciais, designers, técnicos de prótese dentária, anatomistas, físicos, metalúrgicos e outros especialistas da Suíça e da Alemanha juntaram-se para formar a Equipa Internacional de Implantologia Oral (ITI)[8] . O presidente e principal membro da ITI é o Professor Andre Schroeder de Berna, Suíça. A aliança era um grupo de trabalho científico e não comercial que se tinha aliado ao Instituto Straumann de Waldenburg, Suíça, uma instituição privada de investigação e desenvolvimento. Inicialmente, o objetivo dos seus esforços de cooperação era desenvolver e testar materiais e designs para utilização em implantologia. O instituto Straumann começou então a produzir e a comercializar sistemas completos de implantes endósteos para pacientes desdentados e semi-desdentados. Este sistema, comercializado sob o nome de sistema Bonefit, foi desenvolvido seguindo rigorosamente todos os critérios importantes para garantir a biocompatibilidade. Foram colocados 580 implantes de cilindro oco durante até 10 anos na Suíça, Suécia, Alemanha e Estados Unidos, com uma taxa de sucesso global de 95%. Duas grandes inovações resultaram desta investigação - os implantes de cilindro oco ITI e o revestimento de plasma de titânio. A forma de cilindro oco foi escolhida como desenho básico devido aos requisitos de estática e mecânica, tendo sido utilizadas variantes como parafusos ocos e unidades múltiplas. Os cilindros dos implantes tinham paredes perfuradas e ombros para permitir o crescimento do osso através dos interstícios. (Fig. 2.6)

De grande importância é o procedimento de revestimento do implante com partículas de titânio fundido, conhecido como revestimento por pulverização de plasma, que aumenta consideravelmente a área de superfície para melhorar a fixação do osso ao implante. Este processo de revestimento consiste em soprar minúsculos grãos de pó de titânio, utilizando gás árgon e hidrogénio, numa estrutura de arco elétrico com uma temperatura de 20.000 °C. O calor extremo derrete o pó em partículas microscópicas, formando uma camada de pó de titânio. O calor extremo funde o pó em gotículas microscópicas, que depois se fundem ou soldam no corpo do implante. (Fig. 2.7)

O Professor Schroeder do ITI foi nomeado o segundo membro honorário da Academia de Osteointegração devido à sua extraordinária contribuição. Por volta de 1976, o Professor Willi Schulte da Universidade de Tubingen, na Alemanha, relatava o sucesso da colocação imediata de implantes de carbono vítreo após a extração dentária[9] . O trabalho com este desenho acabou por conduzir ao implante Frialit-2.

Implantologia oral contemporânea

A implantologia oral contemporânea tem origem na conferência de 1978 realizada em Harvard e co-patrocinada pelos Institutos Nacionais de Saúde (NIH)[5] . As actas da conferência, que descreviam de forma crítica os benefícios e os riscos inerentes aos sistemas de implantes então utilizados, foram amplamente divulgadas à profissão em geral. Esta conferência deu, pela primeira vez, uma visibilidade positiva ao campo da implantologia oral, proporcionando uma consciencialização da implantologia oral através da respeitabilidade profissional. Em 1980, Linkow introduziu a "lâmina tuber", que era utilizada na área da tuberosidade do maxilar[8] . Permitiu a utilização de um implante onde as aberturas de lâmina normais eram contra-indicadas devido à posição do seio maxilar.

Em 1981, a Linkow introduziu uma lâmina polivalente, que permitia a criação de muitos designs diferentes a partir de um protótipo básico de lâmina.

As descobertas de Branemark rapidamente explodiram na consciência dos dentistas norte-americanos[9] . George Zarb, um professor de medicina dentária da Universidade de Toronto, que tinha estudado com Branemark na Suécia e depois reproduziu os seus resultados de forma independente, orquestrou este desenvolvimento.

Em maio de 1982, Zarb organizou a conferência de Toronto sobre a osteointegração na medicina dentária clínica. A conceituada personalidade de Zarb convidou pessoalmente para a conferência todos os investigadores de topo da medicina dentária americana e canadiana, tendo comparecido representantes de mais de 70 universidades. Neste fórum, Branemark apresentou os resultados dos seus 15 anos de meticulosa investigação em humanos e animais.

Atualmente, os implantes do sistema Branemark são produzidos e comercializados pela Nobelpharma, uma empresa com sede em Goteberg, na Suécia, mas com instalações de distribuição a nível mundial, e o Dr. Branemark, em reconhecimento do seu trabalho pioneiro, foi nomeado o primeiro membro honorário da Academia de

Osteointegração[8] . (Fig. 2.8)

Atualmente, existe um enorme interesse nos implantes dentários devido à quantidade crescente de investigação científica dentária relativa à resposta histológica básica dos tecidos orais aos implantes e aos ensaios clínicos humanos de implantes dentários[5] . Os estudos contemporâneos documentam respostas aceitáveis dos tecidos aos implantes dentários.

Foi documentada a ligação epitelial a implantes de cerâmica, vitálio e titânio, proporcionando assim uma proteção biológica dos sistemas de suporte apical dos implantes. Foi demonstrado que o osso interage adequadamente com os implantes, proporcionando estabilidade estrutural para os implantes servirem de pilares para coroas e pontes. Os implantes podem existir em sistemas epiteliais e ósseos dinâmicos. Estes dados apoiaram o crescimento da medicina dentária de implantes nas décadas de 1980 e 1990.

Em 1984, Linkow introduziu o implante subperiosteal tripodal que podia ser utilizado em mandíbulas gravemente atrofiadas onde os implantes normais não podiam ser colocados.

Os fabricantes de implantes começaram a disponibilizar numerosos sistemas de implantes. O implante ITI Swiss Hollow Basket de Sutter e colegas do instituto Straumann está a ser desenvolvido desde 1974 e segue os conceitos de design de Greenfield.

Kirsch desenvolveu o implante IMZ em 1974 e este implante cilíndrico tem sido utilizado clinicamente na Alemanha desde 1978.

Após a experimentação animal positiva de Kawahara com implantes cilíndricos cerâmicos compostos por óxido de alumínio alfa de cristal único em 1970 e a experiência clínica no Japão, o implante foi introduzido na América do Norte, primeiro pela Johnson and Johnson e depois pela Kyocera Corporation em 1980, onde foi objeto de extensa investigação experimental e animal. A maioria dos implantes de tipo cilíndrico foi desenvolvida após a aceitação do implante cilíndrico de duas fases Branemark nos Estados Unidos em 1981 e 1982.

O implante Core vent, um implante de cesto modificado transformado num implante de duas fases, foi introduzido por Niznick em 1982.

Os implantes cilíndricos semelhantes ao implante Nobelpharma, tais como o Steri-oss, o Flexi root, o Osseodent e o Screw vent foram todos introduzidos após 1982. O implante Integral, um implante semelhante em forma ao IMZ mas revestido com hidroxiapatite, foi introduzido em 1984. Posteriormente, outros sistemas de implantes ofereceram revestimentos de hidroxiapatite.

Ao longo das últimas décadas, as definições de biocompatibilidades de materiais evoluíram e reflectem uma opinião em constante mudança relacionada com as filosofias do tratamento cirúrgico de implantes[10].

Na década de 1960, a ênfase foi colocada em tornar os materiais biológicos inertes e quimicamente estáveis no ambiente biológico. As cerâmicas de alta pureza de óxido de alumínio, carbono e compostos de carbono e silício e as ligas de grau extra baixo intersticial (ELI) são exemplos clássicos destas tendências.

Na década de 1970, a biocompatibilidade foi definida em termos de danos mínimos para o hospedeiro ou para o biomaterial. A importância de uma interação estável passou então a estar no centro das atenções, tanto da comunidade de investigação como da comunidade clínica.

Na década de 1980, o foco foi transferido para substâncias bioactivas destinadas a influenciar positivamente as respostas dos tecidos.

Nos anos 90, a ênfase tem sido colocada em substâncias química e mecanicamente anisotrópicas combinadas com substâncias de crescimento (mitogénicas) e indutoras (morfogénicas). Atualmente, muitos biomateriais estão a ser constituídos, fabricados e modificados à superfície para influenciar diretamente as respostas dos tecidos a curto e longo prazo. Os revestimentos bioactivos na maioria das classes de biomateriais continuaram a evoluir de ensaios clínicos em seres humanos para modalidades aceitáveis de preparação de superfícies e o foco da investigação mudou para combinações de implantes sintéticos e biológicos activos.

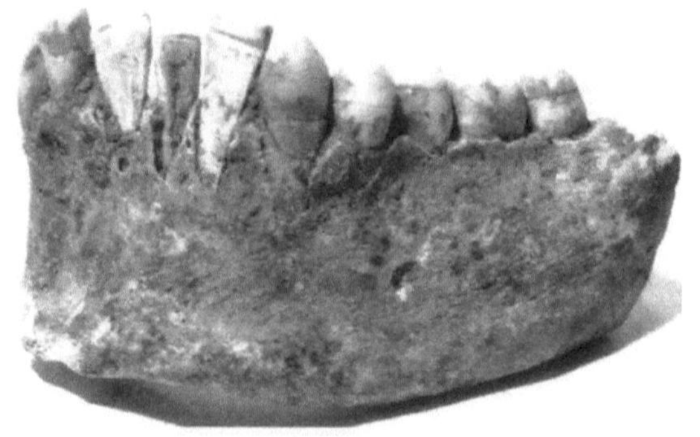

Fig 2.1

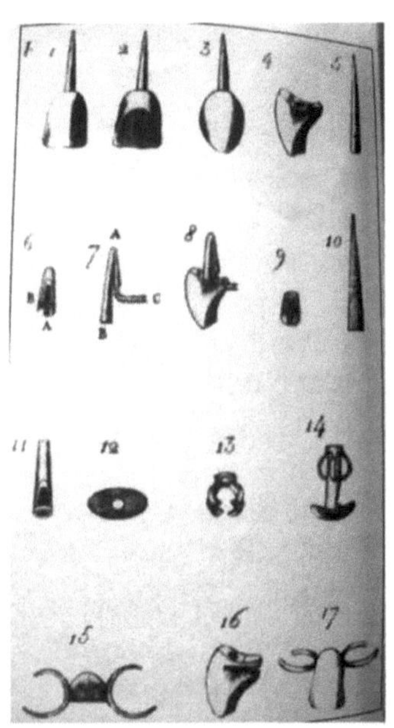

Fig2.2

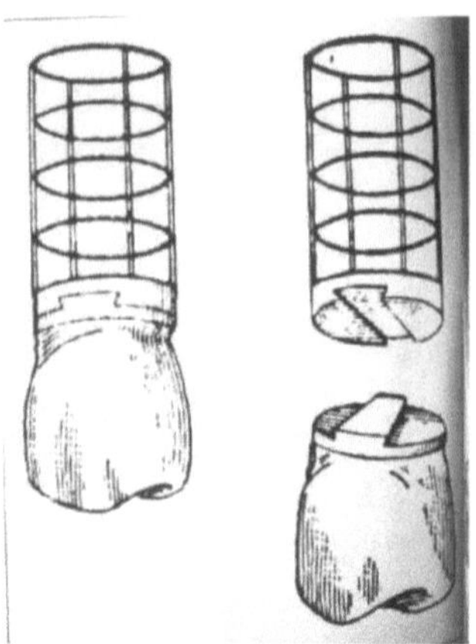

Fig 2.3

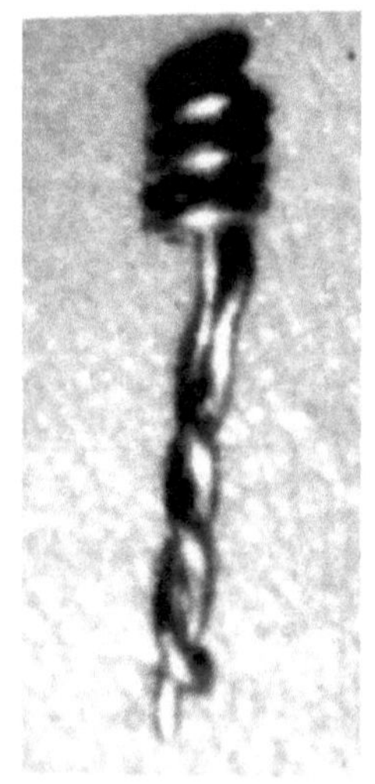

Fig 2.4

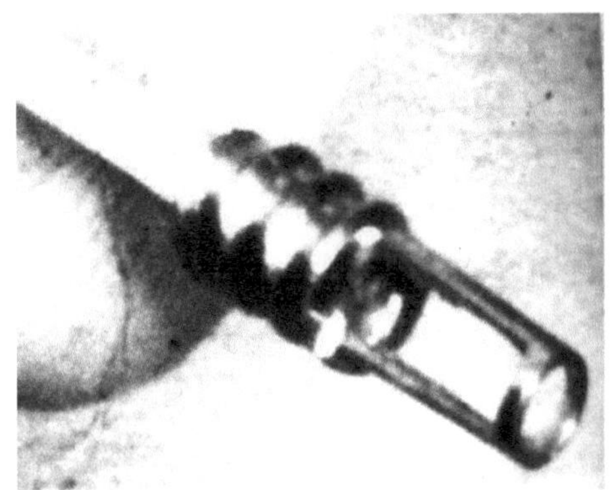

Fig 2.5

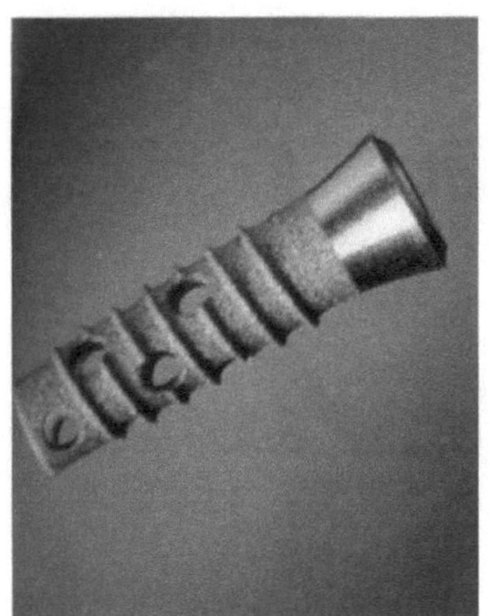

Fig 2.6

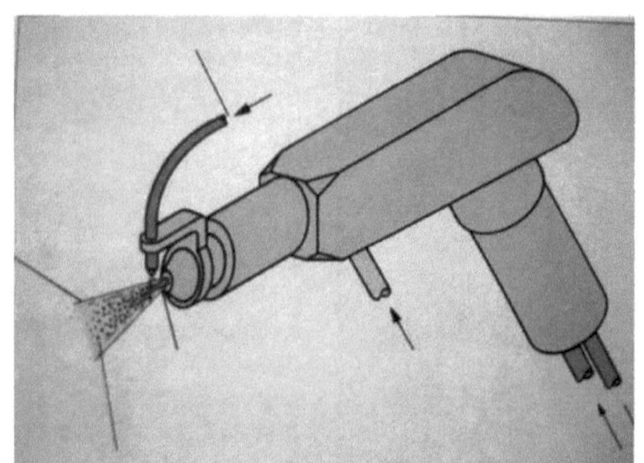

Fig 2.7

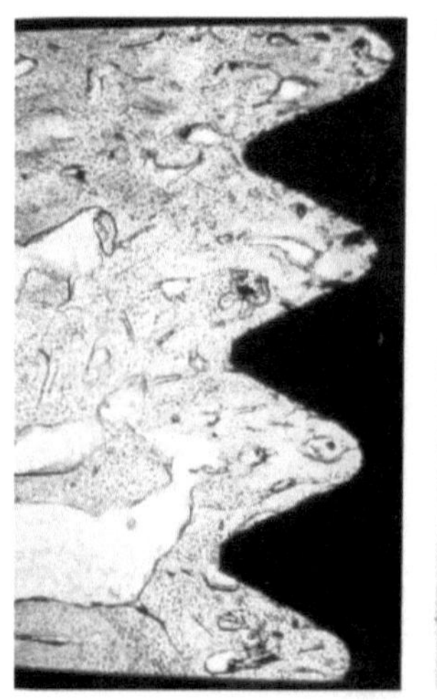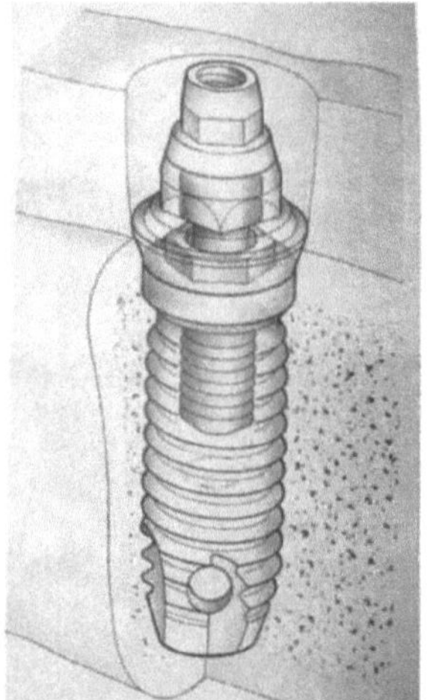

Fig 2.8

BIOCOMPATIBILIDADE

O corpo é um ambiente químico agressivo para materiais estranhos. As propriedades de um material implantado podem ser alteradas pelos fluidos corporais. Os mecanismos de degradação, como a corrosão, podem ser acelerados pelas concentrações de iões e pelas alterações de pH nos fluidos corporais. Para um desempenho ótimo, os materiais implantados devem ter uma biocompatibilidade, resistência mecânica e bioestabilidade adequadas em ambientes fisiológicos.

A interação biológica entre o tecido e o material do implante numa interface pode resultar numa variedade de fenómenos:[11]

1. Lixiviação
2. Corrosão
3. Processos mecânicos
4. Adsorção
5. Desnaturação
6. Catálise.

Para além da influência intrínseca do material, o design e a construção também influenciam a biocompatibilidade do sistema de implantes. Em termos do próprio material, tanto as características físicas como químicas da superfície do implante podem influenciar a resposta biológica, que pode incluir

1. Perturbações metabólicas
2. Resposta inflamatória
3. Resposta imunitária
4. Mutagénese
5. Carcinogénese

6. Adaptação

Um material de implante dentário biocompatível para substituição de um único dente ou como âncora para superestruturas deve comportar-se de forma fiável em aplicações a longo prazo[12] . Dois dos factores importantes que desempenham um papel decisivo na biocompatibilidade são a resposta do hospedeiro ao nível dos tecidos e das células e a resposta do material.

A resposta do hospedeiro é local e sistémica. É criada uma ferida no local de implantação, seguida de cicatrização.

A resposta do material é regida pela lixiviação de iões e pela corrosão com libertação de partículas. Estes processos não dependem apenas da solubilidade (especialmente no caso de biomateriais reactivos à superfície, como vidros, vitrocerâmicas ou cerâmicas de fosfato de cálcio), mas também da renovação do fluido intracelular, da atividade celular, das bactérias, do pH, da fretting devido à situação biomecânica, dos processos electroquímicos na interface e de outros factores. Geralmente implicam uma alteração da composição química e das propriedades físicas da interface.

A partir destes factos e considerações, deve concluir-se que nem o material do implante, nem a implantação podem alguma vez ser considerados estáveis durante a interação entre o implante e o hospedeiro.

A definição mais utilizada de biocompatibilidade é "a capacidade de um material ter um desempenho com uma resposta apropriada do hospedeiro numa aplicação específica".[13] Esta definição não oferece qualquer perspetiva sobre a forma de medir a biocompatibilidade ou de a melhorar. Assim, são geralmente utilizadas outras definições, incluindo as estabelecidas por agências reguladoras e de normas.

O quadro 3.1 seguinte apresenta uma lista de considerações e ensaios associados à norma ISO 1099 3-15 de 1999.

Quadro 3.1 Avaliação biológica dos dispositivos médicos
ISO 10993-15

- Requisitos de bem-estar dos animais
- Testes de genotoxicidade, carcinogenicidade, toxicidade reprodutiva
- Interacções com o sangue.
- Citotoxicidade in vitro
- Efeitos locais após a implantação.
- Resíduos de esterilização por óxido de etileno
- Degradação dos materiais.
- Irritação e sensibilidade.
- Toxicidade sistémica.
- Preparação da amostra
- Identificação e quantificação dos produtos de degradação.

As definições regulamentares actuais de biocompatibilidade englobam ideias como a ausência de lixiviáveis citoreactivos e a cicatrização relativamente rápida do implante num fino saco de colagénio com pouca reação biológica contínua no local do implante. No entanto, esta parece ser uma definição estranha de biocompatibilidade. O saco de colagénio é duro e avascular. Parece que o corpo está a tentar proteger-se deste invasor, o biomaterial biocompatível. Talvez seja melhor chamar a estes materiais "biotolerados" ou mesmo "intoleráveis" em vez de biocompatíveis. Talvez uma definição futura de biocompatibilidade possa referir-se a um implante que, após um período de cicatrização adequado, se encontre num tecido vascularizado sem cápsula, mas com uma matriz extracelular normal à base de colagénio e/ou biomineral. Assim, o biomaterial poderá desencadear a resposta normal de reparação e cicatrização da ferida, em vez da reação de corpo estranho.

Os principais factores que influenciam os benefícios e a manutenção da biocompatibilidade são apresentados abaixo:[14]

- Resistência à corrosão
- Citotoxicidade dos produtos de corrosão
- Contaminação por metais.

A compatibilidade de um metal com o seu ambiente hospedeiro depende da sua resistência à biodegradação e do grau de citotoxicidade dos seus produtos de corrosão. Estes dois factores devem ser investigados para avaliar a biocompatibilidade.

CORROSÃO

Um dos aspectos mais importantes dos implantes dentários metálicos é a sua resistência à corrosão. A resistência afecta a sua biocompatibilidade, a sua vida útil e, frequentemente, a sua capacidade funcional.

Fundamentos da corrosão [15]

A corrosão pode ser definida como a reação de uma substância, particularmente um metal, com o seu ambiente, causando destruição. Neste caso, o ambiente de interesse é o corpo humano, especialmente os ossos, os tecidos e a saliva da boca. Na corrosão do metal ocorrem duas reacções electroquímicas - uma reação de oxidação no ânodo e uma reação de redução no cátodo.

$$\text{Oxidation } M \rightarrow M^+ + e^- \qquad\qquad \text{Anode} \quad (1)$$
$$\text{Reduction } O_2 + 2H_2O + 4e^- \rightarrow 4OH \qquad \text{Cathode} \quad (2)$$

Estas reacções ocorrem simultaneamente numa superfície metálica criando a situação mostrada na Fig. 3.1

Quando estas reacções, especialmente a que ocorre no ânodo, ocorrem num implante sob o tecido, os iões metálicos podem migrar para o tecido, causando possíveis irritações ou efeitos sistémicos a longo prazo.

A reação anódica é a dissolução do metal em solução. É este processo destrutivo que se designa por corrosão. Os electrões são produzidos no ânodo e, uma vez que não se pode permitir a acumulação de carga, tem de ocorrer a correspondente reação catódica para consumir os electrões. No processo catódico não são produzidos iões metálicos livres. A força motriz para o fluxo de electrões é uma diferença de potencial entre os locais anódico e catódico - devido a diferentes tipos de metais no ânodo e no cátodo ou à natureza termodinâmica do próprio local.

Existe algum intercâmbio de iões metálicos de e para a solução, mesmo para metais considerados inertes. A taxa de fluxo de iões metálicos e de electrões pode, no entanto, ser muito lenta. Os metais utilizados como implantes possuem geralmente esta inércia ou passividade.

A passividade é conferida aos metais pela presença de uma película de superfície que limita o fluxo do ião metálico para a solução. Todos os metais atualmente utilizados em implantes devem a sua passividade a uma tal película de superfície. A natureza desta película é, por conseguinte, muito importante na prevenção da corrosão.

A Fig. 3.2 mostra uma curva do tipo produzido por um ensaio de polarização anódica de um metal passivo. A natureza passiva é demonstrada pela grande região de potencial sobre a qual praticamente não existe alteração na corrente. O ponto em que o declive da linha muda e uma pequena alteração no potencial mostra uma grande alteração na corrente é designado por potencial de rutura. A potenciais superiores a este valor, ocorrerá corrosão ativa. Quanto mais passivo for um metal, maior será o potencial de rutura. De seguida, são abordados vários tipos de corrosão:

Corrosão geral

Este tipo de ataque é caracterizado pela libertação uniforme de iões metálicos devido a uma rutura geral da película passiva. A rutura da película pode ser devida a efeitos mecânicos ou químicos. A rutura mecânica pode ocorrer quando a película é sujeita a tensão e se rompe, quando se desprende como no caso do ferro puro ou como resultado de abrasão. A degradação química ocorre quando a película é removida ou penetrada quimicamente. A espécie iónica que é normalmente responsável pela quebra da passividade é o ião cloreto, que está presente nos tecidos do corpo e na saliva.

O processo de reformação da película é designado por repassivação. Quanto mais rapidamente ocorrer a repassivação aquando da remoção da película, menos danos corrosivos podem ocorrer.

Corrosão galvânica

A corrosão galvânica ocorre quando dois metais de potenciais diferentes são ligados eletricamente num eletrólito. A corrosão ocorrerá no mais anódico dos metais. Os metais utilizados como implantes apresentam algumas situações bastante especiais, uma vez que a maioria dos metais utilizados (nomeadamente o titânio e as ligas de titânio) são muito passivos. Quando os metais passivos são acoplados, a corrente de corrosão pode ser muito baixa e, possivelmente, não se notará um aumento significativo da corrosão. Se um metal passivo for acoplado a outro que não seja tão passivo, por exemplo o aço, a corrente de corrosão pode ser elevada e pode ocorrer uma corrosão mais grave. Por conseguinte, é importante que os instrumentos que entram em contacto com um implante de titânio durante o processo de inserção

sejam de titânio sólido ou tratados para evitar a transferência metálica[14]
. Além disso, durante o armazenamento, a esterilização e a preparação cirúrgica, nenhum outro tipo de metal deve entrar em contacto com o implante ou com os instrumentos de inserção. A taxa de corrosão também é afetada pela área de superfície do ânodo e do cátodo. Se o ânodo for pequeno em relação ao cátodo, é possível uma maior corrosão. A corrosão galvânica, especialmente de metais de implantes, foi discutida por Mears. A Fig. 3.3 ilustra a corrosão galvânica. Considere o seguinte exemplo - Uma pequena peça de aço endurecido, como a que pode ser utilizada numa broca ou numa chave de parafusos, foi alojada no tecido ósseo no local de um implante dentário feito de um material passivo, uma vez que existe uma grande diferença de potencial entre estes metais e a diferença de tamanho é bastante grande, é provável que ocorra corrosão. O aço actuará como ânodo, sendo mais anódico do que o metal mais nobre do implante e corroerá, enviando iões metálicos para a solução. Quanto maior for a separação de potenciais, maior é a probabilidade de ocorrer corrosão no metal mais anódico. Por vezes, mesmo diferenças aparentemente pequenas na composição podem aumentar os riscos de corrosão por pite ou por tensão; por conseguinte, deve ter-se cuidado sempre que houver a possibilidade de acoplamento galvânico, mesmo entre metais passivos.

Pitting

Quando a película passiva é rompida ou ocorre uma rutura química e um local específico do metal é exposto ao cloreto que contém meios corrosivos de fluidos corporais, pode ocorrer a formação de pites. Estes furos podem nuclear-se no local de um defeito metalúrgico, inclusão, riscos na superfície ou qualquer outra área. A nucleação de furos não é completamente compreendida, mas foram concebidos testes para avaliar a suscetibilidade de metais de implantes específicos a furos. O teste ASTM F-746 é precisamente um desses testes. Uma vez nucleado o fosso, este propagar-se-á se a película não se reformar rapidamente. Com o crescimento de um fosso, ocorre uma concentração crescente de iões metálicos. Estes iões metálicos podem então precipitar como produtos de corrosão sólidos perto da boca do fosso. Quando estes produtos de corrosão se acumulam, o fluxo de iões para dentro e para fora da fossa é fortemente inibido. Os iões de hidrogénio acumulam-se devido a reacções de hidrólise, tais como

$$M^+ + 2H_2O \rightarrow M(OH)_2 + 2H^+$$

A concentração de iões cloreto na fossa também continua a aumentar, tal como a concentração de iões metálicos. O fosso torna-se mais profundo e pode levar à penetração. A Fig. 3.4 mostra um exemplo de corrosão como descrito. Uma vez que a corrosão é localizada, pode ser extremamente prejudicial. Um teste como o ASTM F 746 deve ser aplicado aos metais de implante para verificar a possibilidade de suscetibilidade à corrosão. Outro teste deste género é o "Scratch Test"

Corrosão em fendas

Isto ocorre quando uma fenda é formada cobrindo ou protegendo uma parte do metal do meio corrosivo, por exemplo, a área entre um pilar metálico e um dente protético ou um parafuso ósseo numa placa óssea. A Fig. 3.5 mostra uma fenda idealizada e o ambiente circundante. A área protegida tem um acesso limitado à solução circundante, que contém espécies corrosivas como os iões cloreto. Uma vez que o acesso é limitado, os iões metálicos e os iões de hidrogénio acumulam-se com a correspondente diminuição da concentração de oxigénio. Os iões de cloreto deslocam-se para a fenda devido a efeitos de carga e causam mais danos. A área blindada torna-se o ânodo e a área não blindada o cátodo. A falta de oxigénio no ambiente da fenda, bem como o aumento do pH e do teor de cloreto, actuam como factores cruciais na criação da fenda de corrosão rápida. O método de ensaio ASTM F - 746 também fornece um método de ensaio padrão para comparar as susceptibilidades à corrosão em fendas de materiais de ligas de implantes.

Tensão e corrosão por tensão

Os implantes dentários são sujeitos a tensões repetidas no corpo. Por vezes, os implantes são sujeitos a stress antes de serem inseridos no corpo. A dobragem de implantes dentários não é aparentemente uma prática invulgar. Mesmo em materiais muito dúcteis, a tensão contínua conduz frequentemente à fratura. Em materiais menos dúcteis, aparecerão fissuras microscópicas depois de o material ter sido sujeito a tensão. É provável que as partes de um implante com secções transversais mais pequenas sejam os locais de falha devido a fratura com tensões cíclicas contínuas em áreas com curvas acentuadas. Mesmo um material que seja mais dúctil, como o titânio comercialmente puro, irá fissurar com determinada tensão aplicada, especialmente se o material se tornar frágil devido à existência de impurezas intersticiais, como o oxigénio. Deve minimizar-se a dobragem ou a tensão do implante antes da inserção.

No caso de pequenas tensões aplicadas contínua ou regularmente, a película passiva da superfície pode ser quebrada e o metal exposto ao ambiente corrosivo. A pequena área restrita da ponta da fenda pode ser repassivada mas, se não o for, formará um ânodo, sendo o resto da superfície do metal catódica e podendo ocorrer corrosão. Se a tensão for cíclica, o mecanismo de falha pode ser a fadiga por corrosão. A película de superfície pode ser quebrada ciclicamente e as tensões podem impedir a reforma da película de superfície. A corrosão que ocorre na película quebrada contribui para a possível falha. A Fig. 3.6 apresenta um diagrama que descreve a fadiga por corrosão. No caso de uma fissura existente no implante antes da inserção no corpo, o ambiente da fissura assemelha-se muito a uma fenda e pode ocorrer corrosão nesse local. Se for aplicada uma tensão cíclica, a fenda existente pode atuar como um elevador de tensão e localizar as tensões na área da fenda. Verificou-se que a força e a tensão da mastigação podem atingir 200 Mpa (30.000 psi) numa pequena área do dente. A tensão e a corrosão da tensão devem ser tidas em consideração.

Corrosão por atrito

A corrosão por atrito é o resultado da rutura da película passiva na superfície por deslizamento recíproco de pequena amplitude. Isto é especialmente pronunciado em implantes com muitos componentes. Quando as superfícies que encaixam umas nas outras são colocadas sob carga e têm pequenos movimentos de deslizamento repetidos entre si num ambiente corrosivo, a película passiva é removida e o metal de base fica em contacto com a solução. Este movimento repetido produz pequenas partículas de óxido, produtos de corrosão e algum metal. Estes detritos produzidos podem ser prejudiciais para os tecidos do corpo. A rápida repassivação das películas e a boa resistência à fretting mecânica são também muito importantes. A Fig. 3.7 ilustra a corrosão por fretting. A corrosão por atrito é um problema sério e significativo em vários sistemas de implantes, como placas e parafusos ósseos, e pode também ser um problema em implantes dentários compostos por várias peças.

Modelo para a corrosão em sistemas dentários

A Fig. 3.8 a-d mostra a L.S. através de um dente natural e um implante endósseo e de lâmina. A Figura 3.8 b & d mostra o implante sobreposto ao dente no osso com a haste a sobressair através do tecido gengival para a cavidade oral. Vários aspectos dos sistemas de corrosão e do próprio corpo devem ser considerados na modelação do implante metálico - ambiente corporal do ponto de vista da corrosão.

A parte superior da haste do implante pode ser facilmente modelada como um metal em contacto com o ambiente corrosivo da saliva. A porção do implante no interior dos tecidos gengivais e ósseos é ligeiramente diferente. Uma vez que existe um fluxo sanguíneo para os tecidos saudáveis que traz consigo oxigénio e troca de sangue, o ambiente no interior dos tecidos não pode ser considerado como condições de fissuração em que a troca de oxigénio é severamente limitada.

Um modelo mais realista poderia ser o de um metal coberto por uma camada permeável ao oxigénio e à solução e com uma parte do metal não coberta pelo revestimento permeável. Sistemas como este foram estudados em condições aquosas. Verificou-se que, nestas condições, a área onde o metal não está coberto pelo revestimento será anódica em relação ao resto do metal. A região catódica do metal estará sob o próprio revestimento. Se a película passiva na região anódica for rompida química ou mecanicamente, a corrosão terá início no local anódico. Os produtos de corrosão acumulam-se na região anódica com a precipitação de iões metálicos sob a forma de hidróxidos. À medida que os produtos de corrosão se acumulam, o fluxo de oxigénio será inibido e o pH aumentará. Os iões de cloreto podem também migrar através do revestimento para a zona catódica. Considerando este modelo, é provável que a corrosão ocorra na interface do tecido. Se o oxigénio for restringido nesta interface através da criação de um ambiente de fendas, poderá ocorrer ainda mais corrosão, como por exemplo sob uma dentadura ou um dente protético.

Especificidades dos implantes dentários

Existem vários parâmetros que tornam o ambiente dos implantes dentários interessante do ponto de vista da corrosão. O pH na boca pode mudar devido a vários factores; as infecções podem alterar o pH do tecido dentário, tornando-o mais ácido, e as bactérias na placa bacteriana convertem o açúcar em ácido lático e baixam o pH muito perto da superfície do dente ou do metal. A concentração de iões cloreto também está sujeita a alterações tanto na saliva como nos tecidos. Foi demonstrado que o enxofre e os iões portadores de enxofre provenientes de certos alimentos existem no ambiente dentário e podem contribuir para a corrosão dos metais presentes. Todos estes factores, em conjunto com os factores electroquímicos anteriormente discutidos, proporcionam a presença de iões metálicos nas soluções.

Considerações metalúrgicas

Embora todos os metais utilizados nos implantes sejam resistentes à corrosão, alguns metais manifestam preferencialmente certos tipos de corrosão.

A corrosão por pite, em fendas e por atrito é mais provável de ocorrer no aço inoxidável 316 L.

O titânio e as ligas de titânio, bem como as ligas Co-Cr-Mo, não são normalmente susceptíveis à corrosão por picadas ou em fendas.

As ligas Co-Cr-Ni-W, que têm sido ocasionalmente utilizadas em implantes, são susceptíveis à corrosão em fendas. A reconcepção do implante de modo a não formar uma fenda elimina geralmente a corrosão em fendas. A fadiga por corrosão, que está relacionada com defeitos de superfície no material, tais como defeitos de maquinação, fissuras microscópicas, porosidade em materiais fundidos ou quebras na película de superfície passiva devido a um manuseamento inadequado antes da cirurgia, pode ser minimizada. Se o material for corretamente fundido de modo a eliminar a porosidade, os defeitos de fundição ou a segregação dos constituintes da liga, a vida à fadiga por corrosão dos materiais fundidos será melhorada. A vida à fadiga de certos materiais também pode ser melhorada através de forjamento, prensagem isostática a quente ou trabalho a frio do material, como as ligas Co-Cr-Mo.

O tempo de vida do Co-Cr-Mo forjado é superior ao da liga Co-Cr-Mo fundida de composição semelhante. As fissuras microscópicas e as quebras na película de superfície passiva podem normalmente ser evitadas se a amostra for manuseada corretamente antes da implantação. Se o implante for dobrado, podem formar-se fissuras. Se for cortado, batido, deixado cair ou riscado, a película passiva pode ser quebrada, expondo metal livre e um local para ataque anódico. A composição das ligas metálicas também é importante para a sua resistência à corrosão e propriedades mecânicas. Um estudo mostrou que, quando o teor de ferro da liga Co-Cr-Mo era aumentado, a película de corrosão era mais espessa, mais rica em ferro e menos aderente.

O material com mais ferro repassivou mais lentamente do que o material com menos ferro. As propriedades mecânicas das ligas podem ser fortemente afectadas por alterações na composição. O titânio comercialmente puro, por exemplo, é menos frágil quando a quantidade de elementos intersticiais é muito baixa; este material é então designado como titânio ELI ou extra low interstitials. Estes exemplos demonstram a necessidade de normas bem definidas e de as respeitar. As normas da Sociedade Americana de Ensaios de Materiais (ASTM) são bastante específicas no que respeita à composição para utilização em implantes. Outras organizações também possuem normas para materiais de implantes, tanto nos Estados Unidos como noutros países. A adesão a estas normas permite obter materiais de composição conhecida e qualidade uniforme. O controlo de qualidade dos implantes fabricados é muito importante. Os recentes avanços metalúrgicos, tais como o metal produzido por metalurgia do pó ou as próteses revestidas com metal poroso, também requerem uma avaliação relativamente à forma como a alteração metalúrgica pode afetar as propriedades de corrosão do metal e do implante. Por exemplo, os implantes com revestimento poroso têm uma área de superfície mais elevada e poros de superfície que podem atuar como fendas ou buracos pré-existentes.

Resposta dos tecidos

Apesar de os metais utilizados nos implantes serem bastante resistentes à corrosão, existe ainda algum intercâmbio de iões metálicos para os tecidos ou fluidos tecidulares. A quantidade de iões metálicos libertados depende da resistência à corrosão do metal, das condições ambientais (ou seja, pH, concentração de iões cloreto, temperatura, etc.), de factores mecânicos (ou seja, fissuras pré-existentes, abrasão da superfície e adesão da película), de efeitos electroquímicos (ou seja, efeitos galvânicos, fissuras ou fendas) e das densas concentrações de células em torno dos implantes. Quando um implante se projecta através do tecido, os efeitos electroquímicos podem ser ainda mais graves, uma vez que, como mencionado anteriormente, existem ambientes anódicos e catódicos. Os metais com maior resistência à corrosão (ou seja, maior potencial de rutura) libertam menos iões metálicos do que aqueles com potenciais de rutura mais baixos. Os implantes que sofrem desgaste ou fretting oferecem a possibilidade de libertar mais iões para a solução do que aqueles que não o fazem. Alguns iões metálicos demonstraram ser mais nocivos do que outros. A resposta dos tecidos locais aos iões metálicos é normalmente de curto prazo, ao passo que a acumulação de iões metálicos em tecidos mais distantes, como os rins e o fígado ou o sangue, pode exigir um período de tempo mais longo. Podem também ocorrer efeitos sistémicos caracterizados por sensibilização devido à interação do organismo com os iões metálicos.

O titânio, que tem uma película de superfície muito forte, aderente e semi-amorfa, foi encontrado por análise de ativação de neutrões em alguns dos tecidos que rodeiam os implantes de titânio por Meachim & Williams. Os registos clínicos, radiológicos e laboratoriais dos pacientes foram cuidadosamente revistos e verificou-se que o titânio não parece ter efeitos particularmente nocivos nos tecidos locais. Os efeitos sistémicos e a resposta de sensibilização atribuídos ao titânio parecem ser extremamente mínimos. O sucesso alcançado pelo titânio atesta a sua boa biocompatibilidade.

Pensa-se que a sensibilidade aos metais é um fator muito importante na biocompatibilidade global dos implantes. Embora o titânio não tenha demonstrado sensibilidade, outros materiais, como o níquel do aço inoxidável e outras ligas com elevado teor de níquel e o cobalto das ligas à base de cobalto, demonstraram ser sensibilizadores na dermatite cutânea e podem, por conseguinte, apresentar uma resposta alérgica após a implantação. A resposta sistémica e a longo prazo do aço inoxidável e das ligas Co-Cr-Mo foi amplamente estudada. As ligas de crómio-cobalto e as ligas com níquel, como o aço inoxidável 316L, demonstraram ser as mais susceptíveis de sensibilizar os tecidos.

O titânio e as ligas de titânio têm sido os mais resistentes à corrosão, enquanto o aço inoxidável é o menos resistente à corrosão, sofrendo de corrosão localizada. As ligas à base de cobalto têm demonstrado uma boa resistência à corrosão.

Fathi et al[16] avaliaram o comportamento à corrosão de aços inoxidáveis revestidos e não revestidos e compararam o efeito do tipo de revestimentos no comportamento à corrosão. Foram comparados três tipos de revestimentos, hidroxiapatite (HA), titânio (Ti) e uma camada dupla HA/Ti em aço inoxidável 316L. O revestimento de camada dupla HA/Ti sobre aço inoxidável 316L teve um efeito positivo na melhoria do comportamento de corrosão. A diminuição das densidades de corrente de corrosão foi significativa para estes espécimes revestidos e foi muito inferior aos valores obtidos para espécimes não revestidos e revestidos com HA simples. O revestimento de Ti em aço inoxidável 316L também teve um efeito benéfico no comportamento de corrosão. Concluíram que o aço inoxidável 316L revestido com HA/Ti de camada dupla poderia ser utilizado como implante endodôntico e que dois objectivos, incluindo a melhoria da resistência à corrosão e a osteointegração óssea, poderiam ser obtidos simultaneamente.

anode
cathode
Fe++
OH-
O2   H2O
e
e
e
e
METAL

Fig 3.1

ACTIVE
PASSIVE
TRANSPASSIVE
LOG CURRENT DENSITY (μA/cm²)
BREAK DOWN POTENTIAL
POTENTIAL (VOLTS)

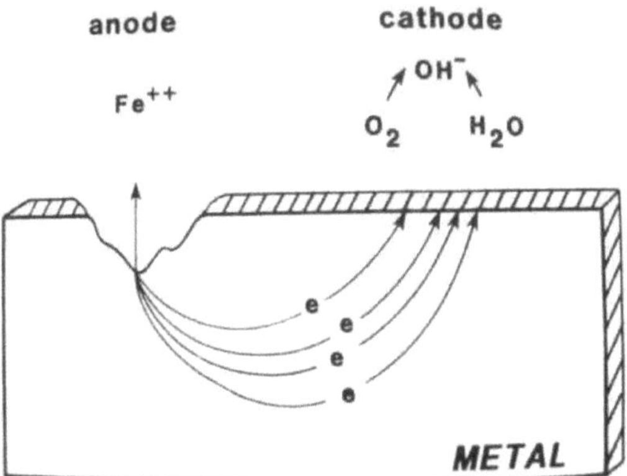

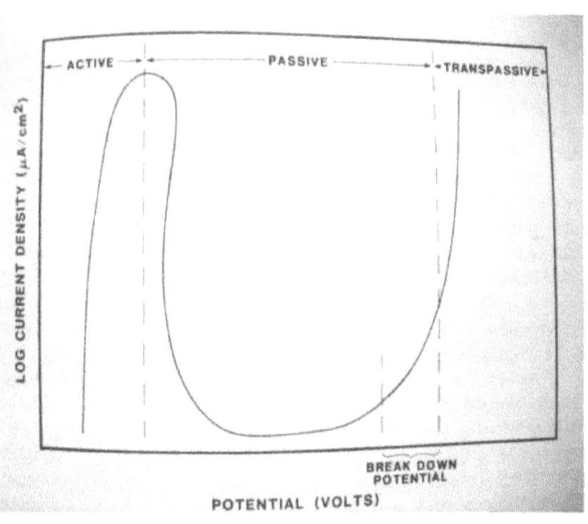

Fig 3.2

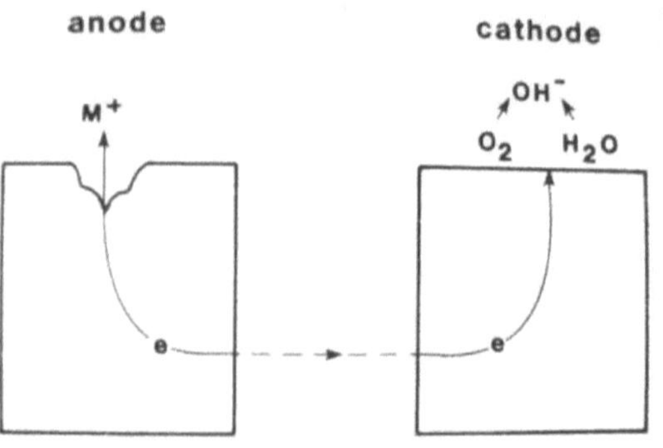

GALVANIC CORROSION

Fig 3.3

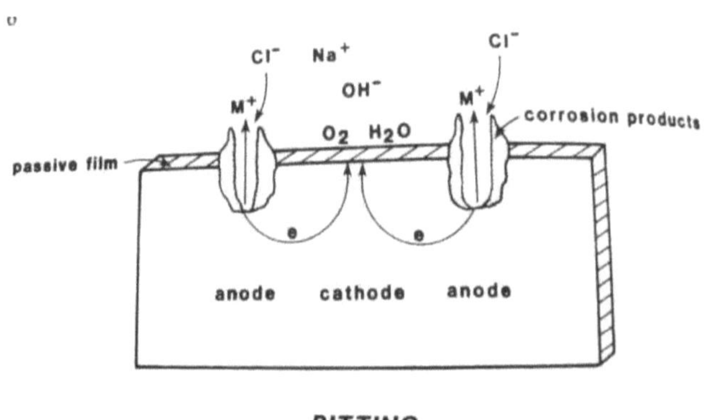

PITTING

Fig 3.4

O$_2$
OH$^-$
O$_2$ H$_2$O
SHIELD FORMING
CREVICE
H$^+$
Cl$^-$ →   Cl$^-$ Fe^{++} Cl$^-$
Cl$^-$ →Fe^{++} Fe^{++} H$^+$
H$^+$ Fe^{++}
e
e
e
e
METAL

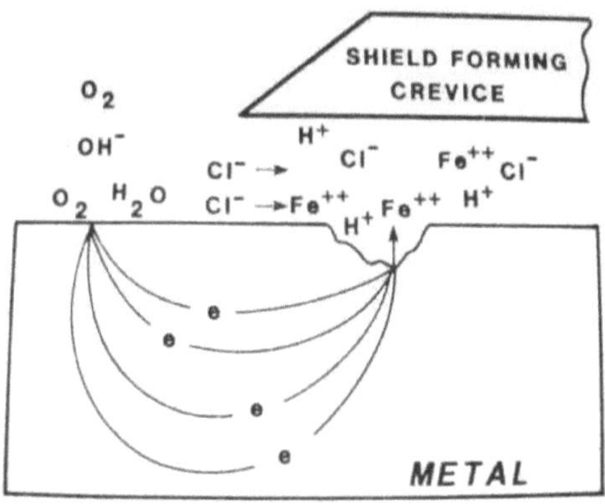

Fig 3.5

M+
M+
e
e
SS
STRESS
CORROSION FATIGUE

Fig 3.6

abrasion
M+
debris
abrasion
motion
passive film
e
e
FRETTING CORROSION

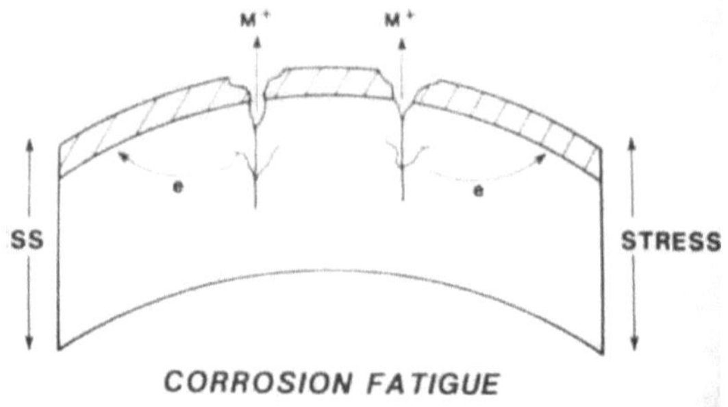

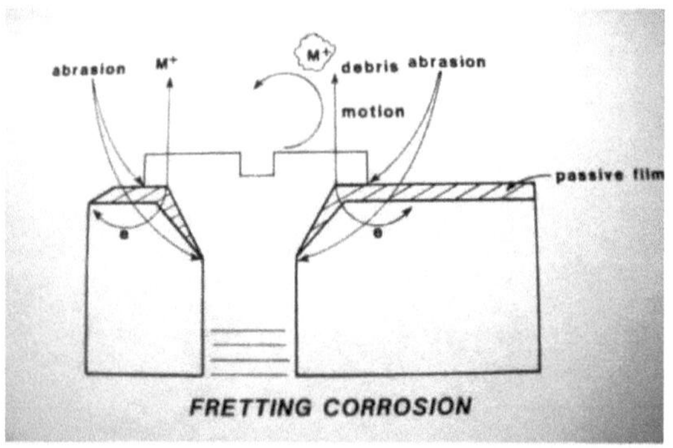

Fig 3.7

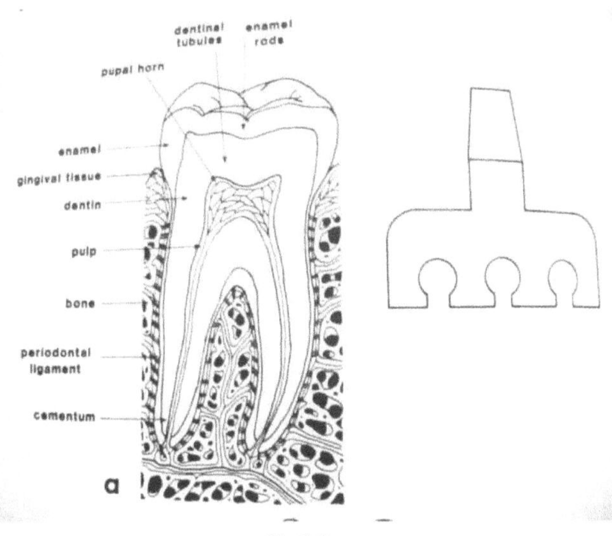

Fig 3.8a

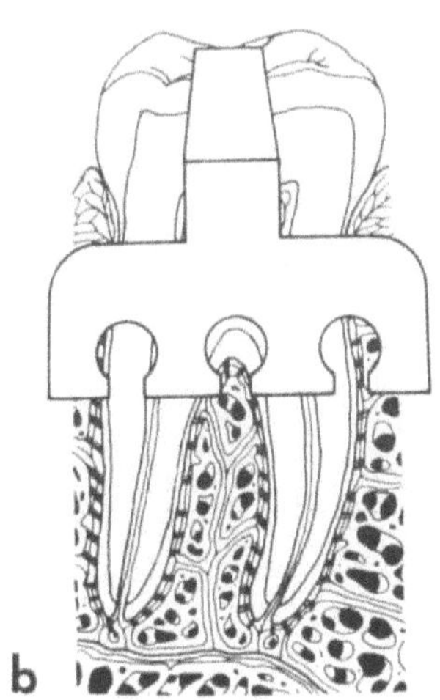

Fig 3.8b

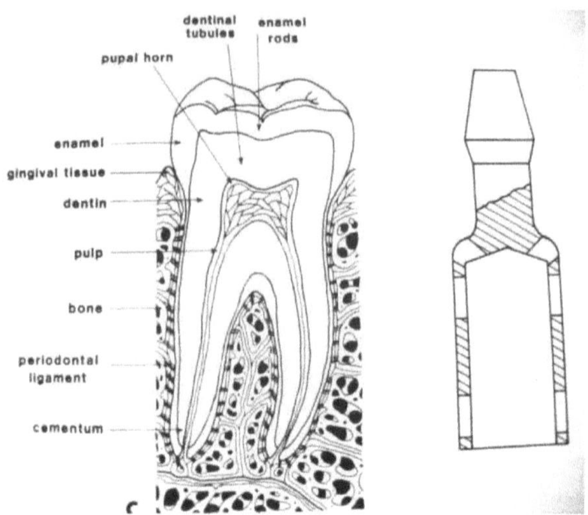

Fig 3.8c

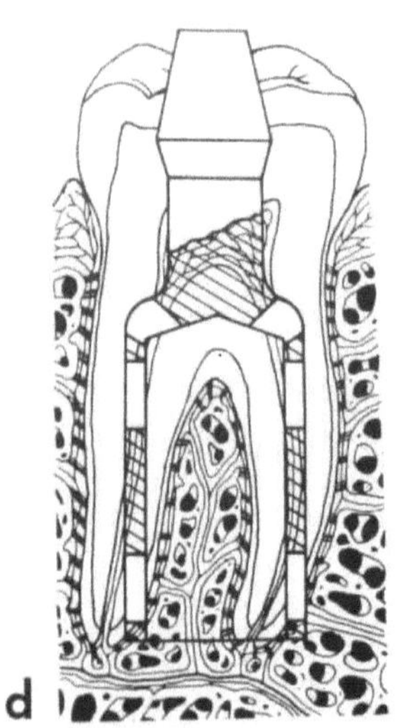

Fig 3.8d

MECANISMOS DE ANCORAGEM DOS IMPLANTES ORAIS

Um pré-requisito básico para estabelecer uma integração tecidular verdadeira e duradoura de uma prótese não biológica com um risco mínimo de reacções tecidulares adversas locais ou gerais consiste numa compreensão pormenorizada do comportamento de resposta dos tecidos duros e moles altamente diferenciados à preparação cirúrgica do local recetor e à instalação da prótese, bem como à adaptação tecidular a longo prazo às exigências funcionais da unidade de ancoragem. O calendário, crucial para um processo de cicatrização que se espera que resulte em restituição e integridade, tem de ser determinado relativamente à condição do doente individual e do tecido a ser tratado. As exigências funcionais prematuras podem resultar em pseudointegração acompanhada por capacidades biomecânicas inadequadas da interfase entre os componentes biológicos e técnicos, enquanto a ausência relativa de exigências funcionais na região de ancoragem pode não proporcionar o estímulo de remodelação necessário para os tecidos que envolvem a prótese[17] . Assim, de modo a proporcionar um prognóstico previsível para uma unidade de ancoragem com um tempo de função esperado de várias décadas, o manuseamento e os cuidados meticulosos dos tecidos são a chave para o sucesso clínico. Isto depende da precisão da composição do hardware e do design do material implantado não biológico, bem como do seu software - como manuseá-lo, instalá-lo e utilizá-lo para a ancoragem de uma construção protética.

Osseointegração versus Osseocoalesência [18]

O termo "osseointegração" tem origem no trabalho de Branemark com câmaras ósseas de titânio para microscopia intravital na década de 1950. As observações da boa interação entre o osso e o metal levaram à criação de implantes dentários em titânio. A osteointegração foi originalmente definida como uma relação em que "o osso está em contacto direto com o implante, sem qualquer tecido conjuntivo intermédio". Uma definição revista descreve a interação como uma "ligação estrutural e funcional direta entre o osso vivo ordenado e a superfície de um implante portador de carga". De facto, a osseointegração significa que não existe qualquer movimento relativo entre o implante e o osso circundante.

Embora alguns investigadores acreditem que existe uma interação química entre o osso e a superfície dos implantes de titânio, a osseointegração refere-se, em grande medida, à integração física ou à fixação mecânica de um implante no osso. Ao ter o osso intimamente ligado à superfície, quer macroscopicamente ao nível das roscas dos parafusos, quer microscopicamente ao nível das marcas de máquinas e dos defeitos da superfície, o encravamento proporciona resistência mecânica a forças mecânicas, como o cisalhamento experimentado nos testes de "pull-out" e "torque-out". No entanto, com uma interação puramente física, a interface não seria capaz de suportar nem mesmo forças de tração moderadas (Fig. 4.1).

O termo osseocoalescência foi proposto para se referir especificamente à integração química de implantes no tecido ósseo. O termo aplica-se a materiais reactivos à superfície, tais como fosfatos de cálcio e vidros bioactivos, que sofrem reacções que levam à ligação química entre o osso e o biomaterial. Com estes materiais, os tecidos coalescem efetivamente com o implante. Um exemplo de evidência qualitativa de ligação química é quando as linhas de fratura se propagam através do implante ou do tecido, mas não ao longo da interface. Relativamente à Fig. 4.1, os implantes osseocalcificados apresentariam resistência a cargas de cisalhamento e de tração. Infelizmente, o termo não foi generalizado e a osseointegração continua a ser frequentemente utilizada quando se descrevem as interacções entre os materiais bioactivos e o osso.

Colagem biomecânica[19]

Um implante de titânio torneado, como o parafuso Branemark original, é ancorado ao osso através do crescimento interno em pequenas irregularidades da superfície do implante - ligação biomecânica (Fig. 4.2). Assim, a osseointegração depende da ligação biomecânica. Os implantes jacteados, gravados com ácido e outros implantes moderadamente rugosos apresentam uma resposta óssea mais forte do que os dispositivos torneados. No entanto, também dependem da ligação biomecânica. Este tipo de ancoragem pode seguir-se à colocação de implantes de titânio relativamente inertes (e alguns outros metais e cerâmicas) com uma rugosidade de superfície mínima. O aspeto potencialmente negativo da ligação biomecânica é o facto de consumir muito tempo. Há semanas de atraso até que o osso comece a crescer nas irregularidades da superfície do implante. Antes do bloqueio ósseo, o implante depende do seu macro-design (por exemplo, parafuso roscado) para a retenção. Os artigos científicos publicados na década de

1980 indicavam geralmente que o osso necessita de um mínimo de cavidades ou poros de 50 a 100 μm para um crescimento adequado. Atualmente, temos conhecimento suficiente de que as irregularidades de, pelo menos, 1 μm podem ser invadidas pelo osso, embora os sistemas Haversianos completos necessitem de um espaço maior. As superfícies de titânio electropolido com uma rugosidade (S_a) semelhante à dos pilares (ou seja, cerca de 0,2 μm s_a) não se tornam corretamente osseointegradas. As ligações biomecânicas mais fortes são observadas em superfícies com uma rugosidade de cerca de 1,5 μm, enquanto os implantes mais rugosos, pulverizados com plasma, apresentam um crescimento ósseo mais fraco.

Ligação bioquímica[19]

Segundo Osborn e Newesly, o titânio e os metais semelhantes, bem como certas cerâmicas, são bioinertes, ao contrário dos materiais bioactivos, como os diversos fosfatos de cálcio e as bioglasses, para citar apenas alguns exemplos. A melhor definição do modo de ligação bioquímica da ancoragem de implantes (Fig. 4.3) é: "Bioatividade é a caraterística de um material de implante que lhe permite formar uma ligação com tecidos vivos." A ligação química potencial entre o implante e os tecidos do hospedeiro foi sugerida pela primeira vez por Hench et al. e referia-se então a uma determinada composição vitrocerâmica e à sua reação com os tecidos do hospedeiro. Embora de grande interesse para os experimentalistas, as cerâmicas de vidro biológico nunca chegaram a ser utilizadas para implantes orais, presumivelmente por razões biomecânicas. Em vez disso, as cerâmicas de fosfato de cálcio (por exemplo, hidroxiapatite [HA]) foram lançadas como revestimentos de superfície potencialmente bioactivos para implantes de titânio. É importante compreender que os implantes bioactivos podem, para além da ligação química, apresentar ancoragem biomecânica; assim, um determinado implante pode ser ancorado através de ambos os mecanismos. A vantagem teórica dos implantes bioactivos é que a ligação bioquímica é rápida, ou seja, funciona numa altura em que a ligação biomecânica adequada ainda não foi desenvolvida. Embora o titânio comercialmente puro na sua forma nativa só seja capaz de uma ligação biomecânica, as modificações químicas do titânio cp podem conduzir a um material bioativo. As modificações de superfície consistiram em NaOH e tratamento térmico, implantação iónica com cálcio ou anodização com electrólitos contendo iões de fósforo, enxofre, cálcio ou magnésio. Dois tipos de superfícies de implantes são potencialmente bioactivas e são atualmente comercializadas como implantes orais: uma dessas superfícies é representada por implantes revestidos com fosfato de cálcio comercializados por várias empresas; a outra é o implante fluoretado Osseospeed (AstraTech). Uma vez que os implantes oxidados também podem ser bioactivos, foi particularmente investigado se existe alguma evidência de que a superfície oxidada do Ti Unite é bioactiva. Estudos experimentais não indicaram qualquer bioatividade de uma superfície oxidada com iões de fósforo incorporados, uma caraterística do implante Ti Unite.

Implantes revestidos com fosfato de cálcio

Conforme resumido por Legeros, os biomateriais de fosfato de cálcio têm semelhanças com o mineral ósseo. Podem formar apatite óssea como mineral ou carbonato HA nas suas superfícies (bioatividade); são capazes de promover a função celular, levando à formação de uma forte interface osso-fosfato de cálcio; e são osteocondutores e podem ligar proteínas morfogenéticas ósseas (BMP) para se tornarem osteoindutores.

Jarcho et al foram os primeiros a apresentar indicações de ligação óssea direta à HA. Hoje em dia, acredita-se geralmente que os fosfatos de cálcio podem ter capacidade bioactiva, embora isto possa não se aplicar a todos os tipos de fosfatos de cálcio. Os mecanismos da potencial capacidade bioactiva do fosfato de cálcio não são conhecidos, mas foi colocada a hipótese de se formar uma camada interfacial de apatite carbonatada semelhante a um mineral ósseo através da dissolução de iões do material biocerâmico. Outros mecanismos potenciais incluem um efeito direto de concentrações elevadas de cálcio e fosfato e uma elevada afinidade para factores de crescimento.

Implantes fluoretados

O tratamento com flúor do titânio foi introduzido por Ellingsen. Efectuou testes de push-out de implantes de titânio fluoretados e de controlo colocados em coelhos durante um máximo de 8 semanas. Os implantes fluoretados suportaram maiores forças de arrancamento do que os controlos e observou-se uma adesão óssea substancial aos implantes fluoretados, enquanto os controlos falharam sempre na interface entre o osso e o material estranho. Este último resultado é uma indicação da bioatividade dos implantes fluoretados. Johansson et al relatam um contacto ósseo significativamente maior com os implantes de titânio modificados com flúor ao fim de 1 e 3 meses de seguimento, apesar de os implantes fluoretados serem minimamente rugosos e os controlos jateados moderadamente rugosos. Ellingsen descreveu outra experiência em coelhos com implantes de titânio torneados, comparados com implantes jacteados, com rugosidade intermédia, com e sem fluoretação da superfície. Não surpreendentemente, os testes de binário de remoção verificaram um binário de remoção significativamente mais forte para os implantes jacteados. No entanto, os implantes jateados e fluoretados apresentaram um binário de remoção significativamente mais elevado do que o implante de teste jateado, mais uma vez indicativo de uma reação bioactiva dos implantes de titânio fluoretados.

Resistance to Shear
Resistance to Tension
implant
tissue
implant
tissue

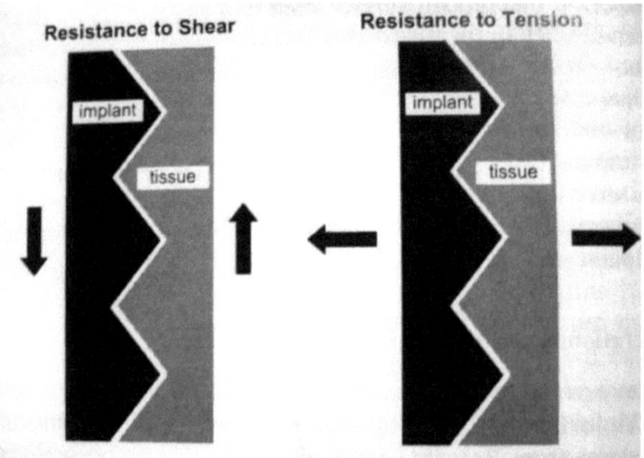

Fig 4.1

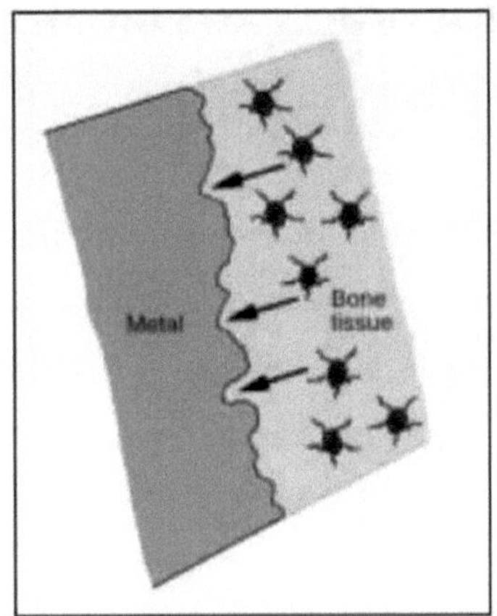

Fig 4.2

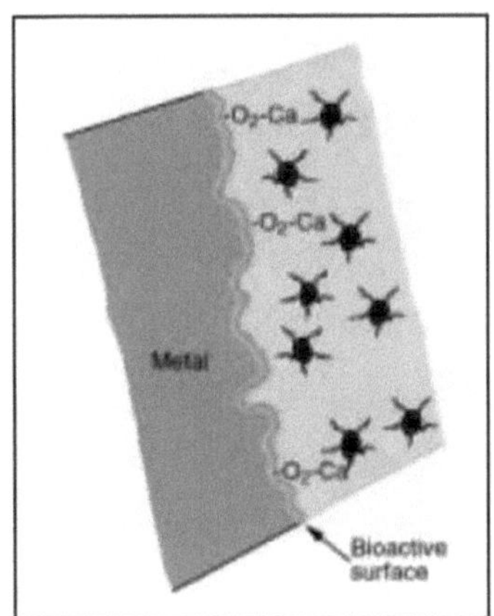

Fig 4.3

RESPOSTA BIOLÓGICA AOS BIOMATERIAIS DE IMPLANTES

Os implantes endósseos têm a capacidade de afetar positivamente os fenómenos normais de cicatrização de feridas. Além disso, seria ideal se os implantes endósseos também pudessem cumprir o objetivo de design de formar uma camada interfacial caraterística e uma matriz óssea com propriedades biomecânicas adequadas a longo prazo[3] .

O conhecimento dos acontecimentos na interface é essencial para o desenvolvimento de estratégias para controlar de forma óptima os fenómenos de osseointegração. Estes resultados permitiriam não só uma recuperação mais rápida para o doente, mas também uma fixação estável entre o osso e o implante que talvez permitisse uma carga imediata ou precoce do implante clinicamente fiável. Este último tipo de tratamento tem um grande impacto potencial em termos de diminuição da morbilidade do doente, melhoria da psicologia do doente e diminuição dos custos dos cuidados de saúde. Os eventos que conduzem à integração de um implante no osso e, consequentemente, ao desempenho clínico da restauração sob carga, ocorrem em grande parte na interface tecido-implante. O desenvolvimento desta interface é complexo e envolve inúmeros factores. Estes incluem não só factores relacionados com o implante, como o material, a forma, a topografia e a química da superfície, mas também a carga mecânica, a técnica cirúrgica e as variáveis do paciente, como a quantidade e a qualidade do osso[3] .

A resposta das células aos biomateriais no osso, que envolve uma complexa cascata de eventos, começa com o condicionamento do material com factores presentes nos fluidos extracelulares[20] . As células fixam-se a este biofilme, diferenciam-se e modificam a interface. Estas células são reguladas por agentes no seu ambiente, incluindo mediadores endócrinos, parácrinos e autócrinos, proteínas da matriz extracelular e iões metálicos do próprio material. Além disso, o material actua como um bioreactor, ligando, modificando e libertando factores em equilíbrio dinâmico com os tecidos circundantes.

Eventos na interface osso-implante

O desempenho dos biomateriais pode ser classificado em termos de: (1) a resposta do hospedeiro ao implante, e (2) o comportamento do material no hospedeiro.

Comportamento do material no hospedeiro

O evento que ocorre quase imediatamente após a implantação de metais, tal como acontece com outros biomateriais, é a adsorção de proteínas[3] . Estas proteínas provêm, em primeiro lugar, do sangue e dos fluidos dos tecidos no local da ferida e, mais tarde, da atividade celular na região interfacial. Uma vez na superfície, as proteínas podem ser dessorvidas (não desnaturadas ou desnaturadas, intactas ou fragmentadas) ou permanecer para mediar as interacções tecido-implante. De facto, a natureza desta "película condicionante" depositada nos biomateriais, juntamente com as condições biomecânicas que rodeiam a implantação, pode ser um fator determinante da resposta do hospedeiro. Para além da adsorção de proteínas na superfície do implante, ocorrem também alterações significativas na superfície dos materiais. Verifica-se a oxidação das superfícies metálicas dos implantes. Embora os biomateriais de implantes metálicos tenham sido originalmente seleccionados devido às suas películas de óxido estáveis, sabe-se que as superfícies de óxido continuam a sofrer alterações electroquímicas no ambiente fisiológico. Por exemplo, dependendo do método de esterilização, os implantes de titânio comercialmente puro (cp Ti) têm uma espessura de óxido de 2 a 6 nm antes da implantação. No entanto, as películas em implantes retirados de tecidos humanos são 2 a 3 vezes mais espessas. Além disso, estudos analíticos de superfície mostram que a composição química da película de óxido também se alterou, incorporando cálcio, fósforo e enxofre. O crescimento contínuo do óxido reflecte eventos electroquímicos contínuos na interface tecido-implante. Outra consequência destes eventos é a libertação de espécies metálicas nos tecidos. Estes subprodutos da corrosão acumulam-se localmente, mas também podem espalhar-se sistemicamente. Foram medidos teores significativamente elevados de metais tanto nos tecidos peri-protésicos como no soro e na urina de doentes com implantes ortopédicos.

A Fig. 5.1 é uma tentativa de obter uma "visão panorâmica" dos processos e propriedades na interface[21] . A intenção é dar uma ideia pictórica e concetual no domínio espácio-temporal da interface e da sua evolução. Para captar as diferentes escalas de comprimento envolvidas, a imagem tem duas escalas logarítmicas: uma escala de comprimento horizontal com a superfície original do implante na própria interface, ou seja, no plano de transição entre o lado do implante (à esquerda) e o lado biológico (à direita). Os detalhes microscópicos mais finos de tamanhos atómicos e moleculares são resolvidos na própria interface, enquanto que, mais longe da superfície, apenas são resolvidos agregados maiores, como células de ~ 10 µm. A escala vertical representa o tempo, aumentando de baixo para cima, também numa escala logarítmica, de modo que o tempo é altamente resolvido no período inicial após a implantação, com condições que variam rapidamente na interface, e sucessivamente menos resolvido em tempos mais longos, quando a evolução da interface é cada vez mais lenta. A imagem ilustra esquematicamente como a zona de interface, grosseiramente perturbada após a cirurgia, se reorganiza sucessivamente e fecha o espaço entre o implante e o tecido não perturbado.

Inicialmente, a superfície do implante é exposta a um biolíquido (sangue) que contém água, iões solvatados e biomoléculas. Como resultado do procedimento cirúrgico, existe uma zona de tecido danificado à volta do implante. Com o tempo, o tecido cicatriza e começa a crescer em direção à superfície do implante. Também é indicado o crescimento in vivo do óxido de superfície. Em casos favoráveis, pode resultar numa integração estreita entre o tecido e o implante, embora possa ainda existir uma fina camada orgânica de separação (10 nm) adjacente à superfície do implante. A parte vertical de cada degrau da escada corresponde a uma imagem instantânea da interface no momento indicado no eixo do tempo. A parte horizontal de cada degrau ilustra o desenvolvimento da interface ao longo do tempo. Os tamanhos das estruturas indicadas devem ser vistos apenas como dimensões aproximadas

Descreve-se agora o cenário à superfície, partindo de uma superfície de implante limpa e ideal (Fig. 5.2 e 5.3).

Apresenta uma ilustração esquemática dos acontecimentos na superfície do implante que ocorrem ao longo do tempo, desde o fabrico inicial do implante até à subsequente implantação do material e à posterior incorporação a longo prazo do implante no tecido circundante, (a) Uma superfície originalmente limpa com a camada atómica exterior ilustrada, (b) A mesma superfície após exposição ao ambiente, que contamina a superfície com compostos orgânicos e inorgânicos, (c) Remoção das camadas de contaminação e passivação da superfície do implante através da saturação de todas as ligações pendentes da camada atómica exterior, (d) Imediatamente após a implantação, a água liga-se à superfície; Neste caso, forma-se uma bicamada de moléculas de água intactas numa superfície hidrofílica, e) Os iões hidratados, como o Cl^-, o Na^+ e o Ca^{++}, serão incorporados na camada de água da superfície, cuja extensão depende da dupla camada eletrostática na superfície do material de implante, f) As proteínas do sangue encontram o seu caminho para a superfície e adsorvem e dessorvem de acordo com a sua concentração e tamanho relativos no líquido circundante e com as interacções electrostáticas e hidrofóbicas com a superfície. As proteínas podem adsorver-se intactas ou podem desnaturar-se para minimizar a energia livre do sistema, (g) Eventualmente, mais proteínas do sangue e proteínas específicas dos tecidos chegam à superfície, e obtemos uma mistura de tipos de proteínas, possivelmente em diferentes estados de conformação, (h) Quando as células chegam à interface, vêem uma superfície de implante ionicamente blindada e revestida de proteínas.

Os tipos e as conformações das proteínas na superfície determinarão fortemente quais as células que se ligam, como se ligam e se são activadas por receptores de adesão que se ligam a sequências peptídicas expressas na superfície da proteína adsorvida, (i) A atividade das células na interface participa na determinação do tipo de tecido que cresce até à superfície do implante, por exemplo, cápsula fibrosa vs. tecido maduro.

A superfície originalmente limpa (Fig. 5.2a) será inevitavelmente contaminada, a menos que sejam tomadas precauções muito especiais. As contaminações típicas são (Fig. 5.2b) hidrocarbonetos e compostos inorgânicos e orgânicos de enxofre e azoto. Esta contaminação pode, no entanto, ser reduzida ou eliminada através de diferentes passos de limpeza e "passivação" (Fig. 5.2c). A "passivação" significa uma saturação das ligações pendentes dos átomos da superfície e pode, por vezes, ser conseguida através de um tratamento especial da superfície nativa ou através do revestimento da superfície com uma camada protetora especialmente concebida. Se uma tal superfície for implantada, o seu primeiro encontro com o mundo biológico será com as moléculas de água, que dominam totalmente. Estas ligar-se-ão rapidamente à superfície e formarão uma monocamada ou bicamada de água (Fig. 5.2d) cuja estrutura é muito diferente da da água líquida. A disposição específica das moléculas de água é sensível, dependendo das propriedades da superfície à escala atómica. Em superfícies muito reactivas, as moléculas de H_2O podem dissociar-se e formar uma superfície hidroxilada (isto é, terminada em OH). Um segundo tipo de superfície liga fortemente as moléculas de H_2O (mais fortemente do que a rede de ligações H do gelo), mas ainda como moléculas intactas e não dissociadas. Estes dois tipos de superfície são hidrofílicos, ou seja, superfícies molhantes. Num terceiro tipo de superfície, a ligação H_2O-superfície é mais fraca do que as ligações de hidrogénio no gelo, que é o tipo de superfície a que chamamos não molhante ou hidrofóbica. Assim, os conceitos de hidrofóbico e hidrofílico estão diretamente relacionados com a força de ligação da água à superfície à escala molecular, o que, por sua vez, se reflecte no ângulo de contacto das gotículas de água. Quando a camada de água se forma (em nanossegundos), os iões naturais, por exemplo, Cl- e Na^+ , entram na interface e são incorporados na camada de água como iões hidratados (Fig. 5.2e).

A disposição específica destes iões e dos seus invólucros de água é influenciada pelas propriedades da superfície. Um pouco mais tarde, as proteínas bimoleculares presentes no biolíquido que envolve o implante atingem a superfície (Fig. 5.3f) e são aí adsorvidas numa série complexa de eventos, incluindo a adsorção inicial, talvez alterações conformacionais/desnaturação e/ou substituição pelo chamado "efeito Vroman", quando (normalmente) as proteínas mais pequenas são eventualmente substituídas por proteínas maiores. Uma vez que existem muitas proteínas diferentes no biolíquido, a composição da camada de proteínas será uma mistura das proteínas que chegam mais cedo e das que chegam mais tarde, mas que têm uma ligação mais forte à superfície (Fig. 5.3g). Assim, tanto a mistura exacta de proteínas na superfície como o(s) seu(s) estado(s) conformacional(ais) serão diferentes, dependendo das propriedades originais da superfície, por exemplo, a forma como a superfície se liga à água. Esta última está na base da observação comum de que, por exemplo, as superfícies hidrofílicas e hidrofóbicas ligam as proteínas de forma diferente. Em superfícies muito hidrofílicas, é mais provável que as proteínas se liguem com as suas áreas hidrofílicas em direção à superfície e com camadas de água intactas, enquanto que em superfícies muito hidrofóbicas, é mais provável que as proteínas se liguem com os seus segmentos hidrofóbicos mais próximos da superfície e sem camadas de água intervenientes. Quando a camada de proteínas estiver estabelecida (provavelmente nunca é totalmente estática, mas sim sujeita a alterações dinâmicas lentas na composição e no estado conformacional, uma vez que a composição do biolíquido fora da superfície muda durante todo o período de cicatrização), as células vivas aparecem no palco. São agregados biológicos de 100 a 10 000 vezes maiores do que as proteínas e muito mais complexos em termos de estrutura e função. Interagem com a superfície coberta de proteínas através das extensões celulares que atingem a superfície, através da sua membrana celular e através de proteínas e receptores ligados à membrana (Fig. 5.3h). A especificidade da superfície da interação célula-superfície deriva, pelo menos em parte, da forma como a camada de proteínas é composta e organizada, o que, por sua vez, depende da forma como a superfície se liga à água, aos iões e a diferentes biomoléculas. Assim, não é necessário um contacto direto célula-superfície para se obter uma interação celular específica da superfície. O resultado de tais interacções pode ser a eventual formação de tecido recém-organizado na interface versus, por exemplo, uma resposta inflamatória crónica ao material (Fig. 5.3i). Um segundo mecanismo potencialmente importante através do qual a superfície pode afetar as células e, em última análise, a resposta global do tecido, é se a superfície libertar iões ou moléculas que possam penetrar na membrana celular ou ativar receptores ligados à membrana. Estes estímulos positivos podem ser de natureza inorgânica, como no caso dos iões Ca++ e PO4- dos fosfatos de cálcio, ou moléculas orgânicas mais complexas, como as hormonas de crescimento ou as enzimas. Os estímulos negativos podem ser produtos de corrosão, que podem ser, por exemplo, alergénicos. Um terceiro fator importante, não incluído no cenário acima, é que tanto as interacções proteína-superfície como as interacções célula-superfície são também influenciadas pela micro topografia da superfície, como ilustrado esquematicamente na Fig. 5.4.

As superfícies curvas, as cavidades, as saliências, as cavidades, etc., com tamanhos e raios de curvatura comparáveis aos das entidades biológicas (proteínas 110 nm, células1-100 µm) induzirão interacções biológicas diferentes das de uma superfície plana. A principal intenção com o cenário que acabámos de apresentar é argumentar que existe uma ligação causal entre as propriedades detalhadas de uma superfície de implante nativa e a resposta final do tecido. A importância relativa das diferentes propriedades da superfície in vivo é ainda largamente desconhecida. Se considerarmos duas classes principais - nomeadamente, a composição química e as propriedades estruturais e topográficas, tais como a curvatura, a porosidade, a rugosidade, etc. - parece que estas últimas têm uma importância maior do que se pensava há 10-15 anos. O ponto de vista mais correto sobre a química da superfície e a micro-arquitetura é tratá-las como sendo simultaneamente importantes e influenciando sinergicamente a resposta do tecido. De um modo geral, esperamos que o sistema biológico reconheça a superfície através do padrão topográfico e químico combinado que a superfície expõe. O terceiro fator - a juntar a estes dois - são as propriedades micromecânicas ou viscoelásticas da superfície, que podem afetar (reforçar ou reduzir) os campos de tensão-deformação mecânicos na interface.

A resposta do hospedeiro aos implantes colocados no osso envolve uma série de eventos celulares e matriciais, culminando idealmente numa cicatrização tecidular tão normal quanto possível e que, em última análise, conduz a uma aposição íntima do osso ao biomaterial, ou seja, uma definição operativa de osteointegração. Para que este contacto íntimo ocorra, as lacunas que existem inicialmente entre o osso e o implante na cirurgia devem ser preenchidas inicialmente por um coágulo sanguíneo e o osso danificado durante a preparação do local do implante deve ser reparado[3].

De acordo com Ratner[13], um ponto de partida é observar a cicatrização dos implantes actuais e compará-la com a cicatrização normal de feridas. Num local de implante recentemente preparado, encontra sangue e tecido danificado. O sangue é particularmente importante para esta descrição. Os componentes do tecido danificado também têm influência. Um implante (isento de substâncias citoreactivas lixiviantes ou classificado como "biocompatível" pela FDA) no ambiente biológico do local do implante absorve uma camada de proteínas. Este processo, na verdade uma modificação da superfície por proteínas, demora segundos e é observado em praticamente todos os materiais. Pouco depois da adsorção das proteínas, os neutrófilos interrogam o implante (na realidade, as proteínas absorvidas à superfície do implante). A menos que sejam encontradas bactérias ou endotoxinas (das paredes celulares bacterianas), o número de neutrófilos diminuirá no implante. No entanto, cerca de um dia depois, será possível observar a acumulação de macrófagos no implante. Os macrófagos tentarão engolir e digerir o implante como um corpo estranho. É claro que não terão sucesso e, aparentemente, numa tentativa de aumentar a sua eficácia no processo de engolir, fundir-se-ão para formar células gigantes. Estas continuarão a ser geometricamente incapazes de engolir o implante.

Num processo designado por fagocitose frustrada, as células gigantes enviam sinais químicos que levam os fibroblastos para o local do implante (normalmente cerca de uma semana). Os fibroblastos encapsularão o implante numa fina camada de colagénio avascular para o isolar do corpo. Este processo é frequentemente designado por reação de corpo estranho (Fig. 5.5). No caso de um implante biocompatível, o local de reação após 3 a 4 semanas estará relativamente silencioso. No entanto, na interface entre a cápsula e o implante, podem ser observados macrófagos ligeiramente activados e células gigantes, mesmo anos após a implantação.

Se o implante lixiviar substâncias tóxicas ou reactivas às células, observa-se uma resposta algo diferente. O aço inoxidável, por exemplo, irá lixiviar iões após uma permanência prolongada em soluções proteicas. Os implantes de aço inoxidável apresentam frequentemente cápsulas de colagénio espessas e mais evidências de um processo inflamatório contínuo. O ouro também se corrói em fluidos biológicos, originando cápsulas de corpo estranho mais espessas e mais activas quando se utiliza um implante não lixiviante (não tóxico). Titânio é colocado num local ósseo, outra reação pode contribuir para a cicatrização. A reação clássica de corpo estranho é desencadeada, levando ao encapsulamento colagenoso do implante. Ratner formulou a hipótese de que o colagénio formado no local do tecido ósseo, rico em iões relacionados com biominerais e células estaminais ósseas, pode servir para nucleação de nova formação óssea. De facto, as matrizes de colagénio são os substratos para a nucleação da base óssea normal. Assim, propõe-se que a cápsula de corpo estranho rica em colagénio sirva para nucleação da mineralização, conduzindo à integração Osseo. Quando ocorre uma reação inflamatória excessiva (por exemplo, aço inoxidável, ouro), o processo de mineralização é inibido.

Na cicatrização normal de feridas, os neutrófilos e os macrófagos limpam o local da ferida de bactérias, detritos e tecido danificado. Várias proteínas, designadas por moléculas matricelulares, incluindo a fibronectina, a osteopontina, a SPARC (proteína segregada, ácida e rica em cisteína) e a trombospondina, encontram-se em concentrações elevadas no local da cicatrização. Durante o processo de cicatrização, o macrófago envia sinais para atrair as células que reconstroem o local. É deixado um tecido reconstruído vascularizado. Quando a ferida está cicatrizada, as proteínas acima mencionadas desaparecem do local da ferida.

A compreensão dos processos envolvidos na cicatrização normal de feridas sugere novas abordagens de modificação da superfície para melhorar o desempenho dos implantes.

Quaisquer condições desfavoráveis durante o período de aposição do osso e do biomaterial, por exemplo, micro movimentos, irão perturbar o tecido recém-formado, levando à formação de uma cápsula fibrosa[3] . Estudos morfológicos revelaram a heterogeneidade da típica interface osso-implante. Uma caraterística frequentemente referida é a presença de uma zona interfacial afibrilar, comparável às linhas de cimento e às lâminas limitantes. Embora a sua espessura e aparência variem, esta zona forma-se independentemente do tipo de biomaterial implantado, incluindo cp Ti, aço inoxidável e hidroxiapatite.

Os primeiros relatórios indicavam que a interface era rica em glicosaminoglicanos. No entanto, estudos imunocitoquímicos de alta resolução mais recentes demonstraram que a camada interfacial com densidade eletrónica contém proteínas não colagénicas da matriz óssea, como a osteopontina (OPN) e a sialoproteína óssea (BSP). A ausência ou relativa escassez de proteínas séricas, como a albumina, indica uma acumulação/deposição selectiva de moléculas na interface. Devido ao facto de conterem ácido arginina-glicina-aspártico (Arg-Gly- Asp) e sequências poliacídicas, pensa-se que a OPN e a BSP desempenham papéis na adesão celular e na ligação de minerais. Esta zona interfacial pode ser a fonte de qualquer mecanismo de "ligação" existente entre o tecido duro natural e o biomaterial. No entanto, a fraqueza inerente às linhas de cimento argumenta contra o facto de este nível de ligação ser mais forte do que alguns MPa (enquanto, por exemplo, a resistência à tração final do osso compacto totalmente mineralizado é da ordem dos 100 a 150 MPa). Foram observados osteoblastos, osteoide e matriz mineralizada adjacentes à lâmina limitante, o que sugere que o osso pode ser depositado diretamente na superfície do implante, estendendo-se para fora do biomaterial. Assim, a formação óssea na região peri-protésica ocorre em duas direcções: não só o osso de cicatrização se aproxima do biomaterial, como também o osso se estende do implante em direção ao osso de cicatrização. É compreensível que, devido às complexidades do ambiente in vivo, a interface osso-implante ainda não tenha sido totalmente caracterizada. A heterogeneidade e a imunomarcação irregular observadas em estudos morfológicos sugerem que, apesar de terem sido identificadas várias biomoléculas na interface, é provável que não sejam as únicas presentes. Estas outras biomoléculas podem ter papéis essenciais na orientação da resposta óssea ao implante, sendo necessário mais trabalho para as identificar e determinar as suas funções na interface.

Controlo da interface osso-implante através da seleção e modificação de biomateriais

Estão a ser utilizadas diferentes abordagens num esforço para obter os resultados desejados na interface osso-implante. Muitos aceitariam a premissa de que um biomaterial de implante ideal deve apresentar uma superfície que não perturbe, e que possa mesmo melhorar, os processos gerais de cicatrização óssea, independentemente do local de implantação, da quantidade de osso, da qualidade do osso, etc. Os tecidos biológicos interagem principalmente com as camadas atómicas mais externas de um implante. Embora ocorram reacções secundárias e outros subprodutos, a "zona de interação primária" tem geralmente apenas cerca de 0,1 a 1 nm de espessura. Consequentemente, muito esforço tem sido dedicado aos métodos de modificação das superfícies dos biomateriais existentes para obter as respostas biológicas desejadas. As abordagens podem ser classificadas como físico-químicas, morfológicas ou bioquímicas.

Métodos físico-químicos: A energia da superfície, a carga da superfície e a composição da superfície estão entre as características físico-químicas que foram alteradas com o objetivo de melhorar a interface osso-implante. A descarga incandescente tem sido utilizada para aumentar a energia livre da superfície, de modo a melhorar a adesão dos tecidos. Os revestimentos de fosfato de cálcio têm sido amplamente investigados devido à sua semelhança química com o mineral ósseo. No entanto, cada abordagem tem as suas desvantagens.

Métodos morfológicos: As alterações na morfologia e rugosidade da superfície do biomaterial têm sido utilizadas para influenciar as respostas das células e dos tecidos aos implantes.

Métodos bioquímicos: Os métodos bioquímicos de modificação de superfícies constituem uma alternativa ou um complemento aos métodos físico-químicos e morfológicos. A modificação bioquímica de superfícies procura utilizar os conhecimentos actuais sobre a biologia e a bioquímica da função e diferenciação celular.

O objetivo da modificação bioquímica da superfície é imobilizar proteínas, enzimas ou péptidos em biomateriais para induzir respostas específicas das células e dos tecidos ou, por outras palavras, para controlar a interface tecido-implante com moléculas entregues diretamente na interface.

Por exemplo, utilização de moléculas de adesão celular, utilização de biomoléculas - factores de crescimento.

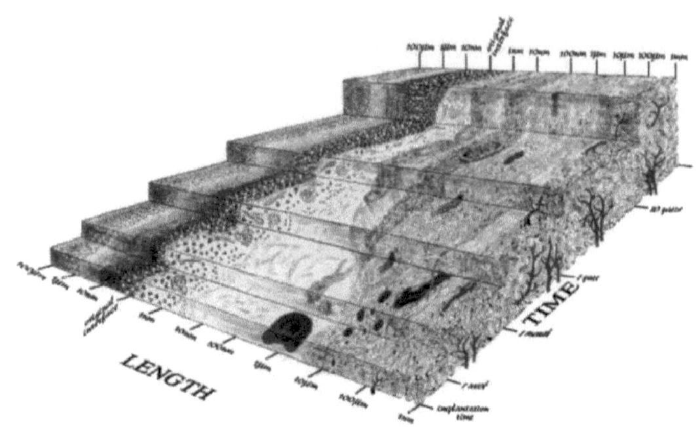

Fig 5.1

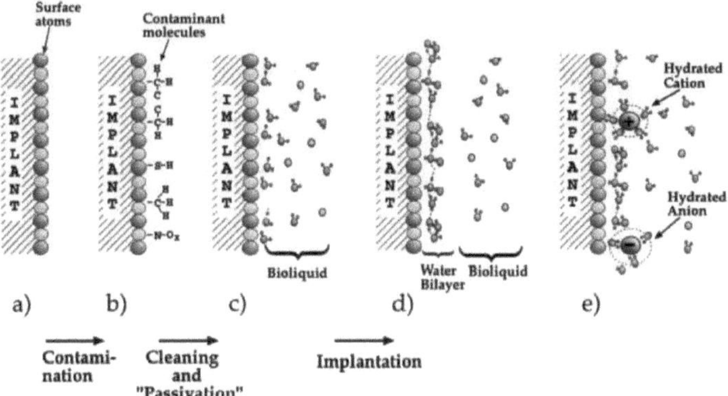

Fig 5.2 (a-e)

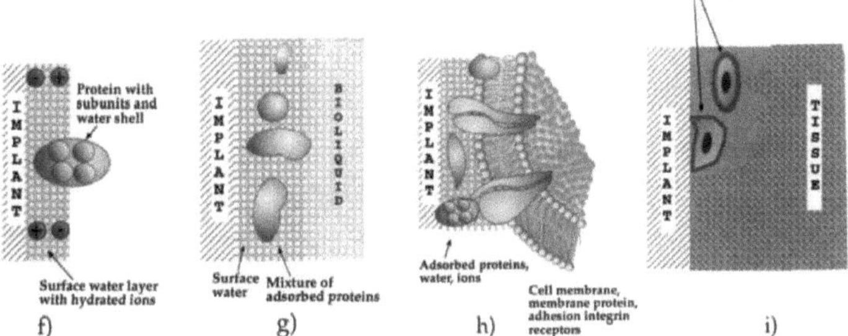

Fig 5.3 (f –i)

Cell-surface interactions
e.g.
10 µm

Protein-surface interactions
e.g.
1-10 nm

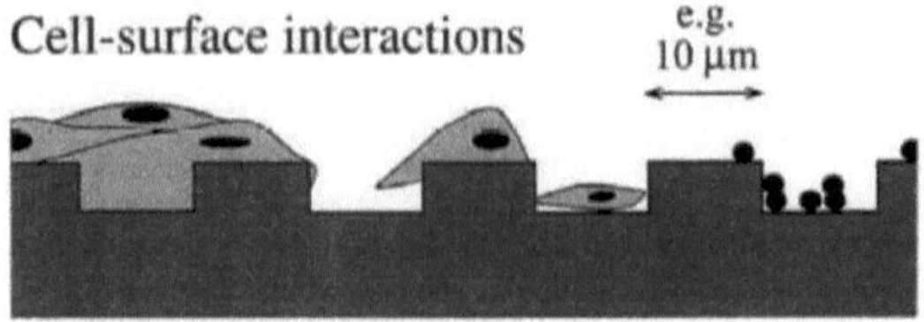

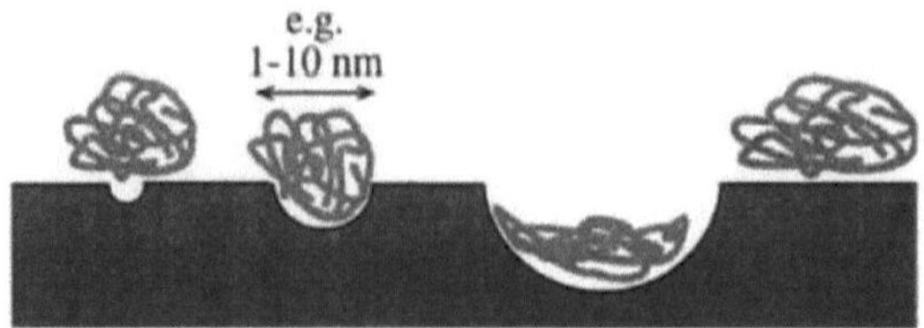

Fig 5.4

Upon implantation in most anatomical sites:
T = 0
Protein adsorption to the biomaterial
T = 12 hrs
Macrophage attack
T = 2 days
Frustrated phagocytosis
Giant cell formation
T = 3 weeks
Collagenous encapsulation

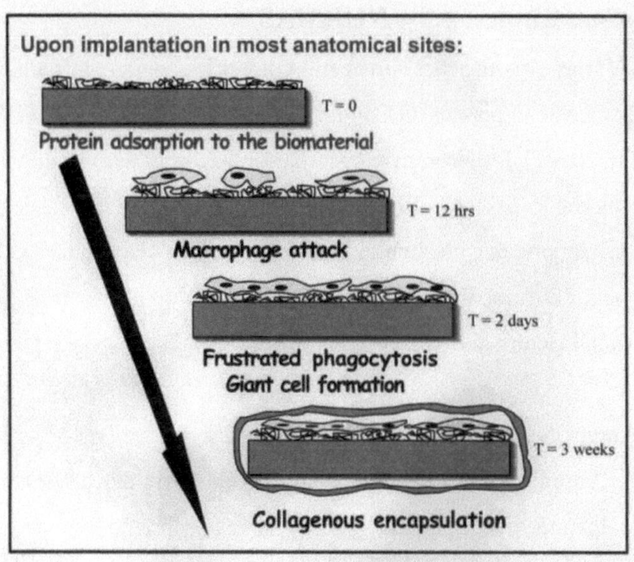

Fig 5.5

NORMAS

Várias organizações forneceram directrizes para a normalização de materiais de implantes. O Comité F4 da ASTM e a ISO (ISOTC 106, ISO TR 10541) forneceram a base para essas normas. Os implantes dentários endo-ósseos são atualmente avaliados pela Associação Dentária Americana no âmbito do seu programa de aceitação, bem como pela FDA nos Estados Unidos e pelo ramo de proteção da saúde da National Health and Welfare no Canadá.

O programa de aceitação da ADA exige provas de [11]

   (a) Propriedades físicas aceitáveis, incluindo rigidez e resistência, textura da superfície, fabrico e esterilização, controlo de qualidade.

   (b) Biocompatibilidade, incluindo ausência de defeitos, ensaios de citotoxicidade e durabilidade do revestimento, e

   (c) Um mínimo de dois ensaios clínicos, ricos com um mínimo de 50 pacientes, realizados durante 3 anos (aceitação provisória ou 5 anos (aceitação), com monitorização de um grande número de parâmetros. Atualmente, a demonstração de osseointegração não é um requisito para a classificação como aceitável.

O Comité F-4 da American Society for Testing and Materials introduziu normas e práticas recomendadas para implantes cirúrgicos[9].

A informação contida nas normas relativas aos materiais de implantes cirúrgicos inclui normalmente a análise química, as propriedades mecânicas e o acabamento da superfície. A conformidade dos fabricantes proporcionou, em parte, uma fonte controlada e fiável de biomateriais. Além disso, as novas substâncias podem ser avaliadas utilizando biomateriais normalizados como controlo.

Os metais e as suas ligas representam a categoria mais comum de biomateriais utilizados em implantes dentários. Esta classe de materiais foi estudada em profundidade e foram publicadas normas relativas a dispositivos de implantes cirúrgicos para propriedades de massa e de superfície pelo Comité F-4 da Sociedade Americana de Ensaios e Materiais (ASTM F-4). Os biomateriais metálicos e as respectivas normas ASTM F-4 estão resumidos no Quadro 6.1.[22]

As normas associadas a estes biomateriais fornecem uma listagem das análises químicas dos sistemas e das propriedades mecânicas básicas. A prática geral recomendada para o acabamento e preparação da superfície também está incluída na tabela. Embora esta prática seja exigida para o aço inoxidável cirúrgico, a maioria dos biomateriais metálicos é passivada como uma das etapas finais do acabamento.

Quadro 6.1

Biomaterial	Standard
Fe-Cr-Ni316 L SS)	F – 138, 139, 621
Ti	F-67
Ta	F – 560
Ti-6Al – 4V	F – 136, 620
Co-Cr-Mo (Cast)	F – 75
Co-Cr-W-Ni (Wrought)	F – 90
Co-Ni-Cr-Mo (Wrought)	F – 562
Co-Cr-Mo-W-Fe (Wrought)	F – 563
Practice for surface preparation and making of metallic surgical implant	F – 86

Os biomateriais inertes incluem cerâmicas de óxido de alumínio (alumina e safira), carbono e compostos de carbono e silício. Estes estão resumidos na Tabela 6.2, que também inclui as formas activas de superfície e biodegradáveis.

Quadro 6.2

Bio Materials	Standard
Aluminum Oxide (Al_2O_3)	F – 603

Foi investigada uma vasta gama de biomateriais poliméricos utilizados noutros dispositivos cirúrgicos e médicos para utilização como implantes dentários e como revestimentos de superfície (Quadro 6.3). Em geral, estes polímeros não foram amplamente utilizados como componentes estruturais principais de implantes dentários, devido à sua resistência relativamente baixa e elevada ductilidade. Continuam a existir algumas aplicações de revestimentos de superfície e de pilares.

Quadro 6.3

Bio Materials	Standard
Ultra High Molecular weight polyethylene(UHMW-PE)	F-639, 648
Poly Tetrafluroethylene (PTFE)	F – 754
Poly Methylmethacrylate (PMMA)	F – 451, 500
Dimethyl Polysiloxane	F – 604
Polysulfone (PS)	F – 702
Thermoset Epoxy	F – 602
Thermoplastic Polyurethane	F – 624
Polycarbonate Resin	F - 997

Quando os revestimentos foram introduzidos há mais de uma década, muitos expressaram preocupações acerca das estabilidades bioquímicas biomecânicas e da área do sulco gengival. Foi recomendado o desenvolvimento de normas nacionais e internacionais para estes revestimentos, em parte para fornecer uma descrição detalhada das propriedades do revestimento utilizando métodos de teste consistentes e uniformes (normalizados)[10] . Foram desenvolvidas normas nacionais iniciais para o fosfato tricálcico beta para implantes cirúrgicos pelo Comité F4 da ASTM (ASTM F4-1088). Foi desenvolvida uma especificação normalizada para a composição de hidroxiapatite cerâmica para implantes cirúrgicos (ASTM F4-1185) e, mais recentemente, foram aprovadas normas adicionais, incluindo biomateriais de vidro e vitrocerâmica para implantes (ASTM F4-1538), método de ensaio normalizado para ensaios de tensão de revestimentos de fosfato de cálcio (ASTM F4-1501), Método de Ensaio Padrão para Revestimentos de Fosfato de Cálcio para Materiais Implantáveis

85

(ASTM F4-1609), Método de Ensaio para Ensaio de Fadiga por Flexão e Cisalhamento de Revestimentos de Fosfato de Cálcio em Substratos Metálicos Sólidos (ASTM F4-1659), e um Método de Ensaio Padrão para Ensaio de Cisalhamento de Revestimentos de Fosfato de Cálcio (ASTM F4-1658). As normas adicionais que estão a ser desenvolvidas a nível do grupo de trabalho com a ASTM F4- incluem as Características Cristalinas do Revestimento de Fosfato de Cálcio, os Requisitos Mecânicos para Revestimentos de Fosfato de Cálcio e a Estabilidade Ambiental de Revestimentos de Fosfato de Cálcio. Foi também estabelecida uma norma adicional sobre osso anorgânico (ASTM F4-1581) no âmbito do subcomité de cerâmica da ASTM F4.

Estas normas nacionais e internacionais relacionadas (ISO) devem fornecer informações básicas sobre as propriedades dos materiais e revestimentos de fosfato de cálcio. Esta informação deverá revelar-se muito útil à medida que forem efectuadas investigações a longo prazo sobre a biocompatibilidade dos sistemas de implantes dentários.

As propriedades mecânicas seleccionadas para uma variedade de materiais de implantes dentários endósseos e subperiosteais são apresentadas na Tabela 6.42[3] .

Quadro 6.4

Material	ASTM Std.	Grade or Cond.	Y.S. (0.2%) (MPa)	Elong. %	Modulus (GPa)
Cp Titanium	F67	2	275*	20*	100
		3	380*	18*	100
		4	483*	15*	100
Ti-6Al	F136	5	795*	10*	110
Cobalt-Cr-Mo	F75	Cast	450*	8*	240
Stainless Steel	F138	Annealed	205*	40*	200
		Cold-worked	630*	12*	200
Aluminum oxide	F603	Polycrystalline	400* (550) (flexure)	0.1	380*
Zirconium oxide	F1873	Y_2O_3 (stabilized)	1200 (flexure)	0.1	200

*Valores mínimos da norma ASTM

Os valores da American Society for Testing and Materials (ASTM) reflectem, na maioria dos casos, o valor mínimo da propriedade necessária para cumprir a norma específica - por exemplo, é necessário um mínimo de 8% de alongamento para cumprir a norma F75 para o Co-Cr-Mo. Pode ser observado na Tabela que o titânio de pureza comercial (cpTi), que vem em vários graus, tem propriedades mecânicas um pouco diferentes para cada grau. Pequenas alterações nos teores de oxigénio e ferro influenciam grandemente as propriedades mecânicas - por exemplo, o Ti cp de grau 3 tem teores de Fe e O (máximo) de 0,3 e 0,35%, respetivamente, e uma resistência ao escoamento de 380 MPa, enquanto o grau 4 tem teores de Fe e O de 0,5 e 0,4%, respetivamente, e uma resistência ao escoamento de 483 MPa. A liga Ti-6%A1-4%V, no entanto, tem um valor muito mais elevado para o limite de elasticidade (795 MPa), pelo que esta liga é frequentemente escolhida para casos de implantes dentários em que é necessária uma elevada resistência, como por exemplo, desenhos com secções transversais finas. Tanto a liga como o cp Ti têm módulos de elasticidade relativamente baixos, 110 e 100 GPa, respetivamente, em comparação com as ligas de implantes Co-Cr-Mo e aço inoxidável. Este facto é visto como uma vantagem em muitas situações de implantes em que são desejáveis propriedades de flexão tão próximas quanto possível das do osso. Uma liga de implante recentemente aprovada, Ti-13%Zr-13% Nb, parece oferecer uma vantagem potencial em relação a Ti-6%A1-4%V, uma vez que o seu módulo de elasticidade é cerca de 30% inferior.

A norma F75 para a liga de cobalto-crómio apresenta as propriedades mecânicas esperadas para o material no estado fundido, uma vez que este material é geralmente utilizado para implantes subperiosteais personalizados fundidos. As especificações F67 e F136 apresentam as propriedades mecânicas do titânio e do Ti-6%A1-4%V, respetivamente, no estado forjado, uma vez que a forma fundida destes materiais raramente é utilizada para implantes subperiosteais ou endósseos. As propriedades do Ti fundido são imprevisíveis devido a variações em factores como a porosidade e o tamanho do grão, pelo que os implantes de Ti cp e de liga de Ti fornecidos pelos fabricantes estão quase sempre no estado trabalhado (forjado) e tratado termicamente, pelo que as variações nas propriedades mecânicas entre implantes são mínimas. O óxido de alumínio, tanto na forma monocristalina como policristalina, parece oferecer uma série de vantagens como implante dentário; no entanto, o elevado módulo, a fragilidade e a baixa resistência à tração deste material são algumas das razões pelas quais não é tão popular como o titânio cp ou as ligas de titânio para implantes dentários endósseos. O óxido de zircónio parcialmente estabilizado com ítrio parece oferecer vantagens em relação ao óxido de alumínio para implantes dentários, devido à sua maior tenacidade, maior resistência à flexão e menor módulo de elasticidade. Os materiais compósitos de carbono e carbonossilício oferecem os módulos de elasticidade mais baixos de todos os materiais de implante (até cerca de 85 MPa para alguns materiais reforçados com fibras), mas todos têm uma resistência à rutura significativamente inferior.

CLASSIFICAÇÃO

1. Com base no tipo de biomaterial para implantes cirúrgicos dentários[214]

→ Metais e ligas

Titânio

Titânio - Alumínio - Vanádio (Ti-6AL-4V)

Ferro - Crómio - Níquel (aço inoxidável 316 L)

Cobalto, crómio e molibdénio (Co-Cr-Mo)

→ Cerâmica

Óxido de alumínio (alumina e safira)

→ Carvões

Vítreo e pirolítico (C-Si)

→ Polímeros

Polimetilmetacrilato (PMMA)

Polietileno (UHM W-PE)

Politetrafluoroetileno (PTFE)

Borracha de silicone

Polisulfona

2. Com base no desenho do implante, podem ser agrupados em[25] :

- Endósteo
- Subperiosteal
- Transosteal
- Implantes epiteliais

Estes foram fabricados a partir da maioria dos materiais acima referidos. Embora existam limitações específicas, por exemplo, os designs transósseos e estáveis da estrutura do ramo são fabricados a partir de biomateriais metálicos (Ti, Ti-6Al-4V, Co-Cr-mo ou Fe-Cr-Ni), enquanto os estabilizadores endodônticos são maioritariamente fabricados a partir de titânio (Ti) e cerâmica de óxido de alumínio (Al O_{23}). A maioria dos implantes subperiosteais é fabricada a partir de ligas à base de cobalto ou titânio fundido.

3. *Com base no facto de se destinarem a ser dissolvidos ou absorvidos in vivo, são:*
- Biodegradável ou reabsorvível
-Não reabsorvível.

4. *Com base na resposta dos tecidos*[16]
-Biotolerante -PMMA
-Bioinert -Titânio e óxido de alumínio
-Cerâmicas de superfície activas ou bioactivas de vidro e de fosfato de cálcio

Foram comunicados três tipos principais de atividade biodinâmica[1] : (1) biotolerante, (2) bioinerte e (3) bioactiva

Os diferentes níveis de biocompatibilidade realçam o facto de nenhum material ser completamente aceite pelo ambiente biológico. Para otimizar o desempenho biológico, as estruturas artificiais devem ser seleccionadas de modo a minimizar a resposta biológica negativa, assegurando simultaneamente uma função adequada. Os materiais biotolerantes são aqueles que não são necessariamente rejeitados quando implantados em tecidos vivos, mas são rodeados por uma camada fibrosa sob a forma de uma cápsula. Os materiais bioinertes permitem uma estreita aposição de osso na sua superfície, conduzindo à osteogénese de contacto. Os materiais bioactivos também permitem a formação de novo osso na sua superfície, mas a troca iónica com o tecido hospedeiro leva à formação de uma ligação química ao longo da interface (osteogénese de ligação). Os materiais bioinertes e bioactivos também são designados osteocondutores, o que significa que podem atuar como suportes que permitem o crescimento ósseo nas suas superfícies.

Osteocondutor não deve ser confundido com materiais osteoindutores, como a proteína morfogenética óssea humana recombinante 2 (rhBMP-2), que se refere à capacidade de induzir a formação óssea de novo. Os materiais biotolerantes, bioinertes e bioactivos são todos biocompatíveis por definição e resultam numa resposta previsível do hospedeiro numa aplicação específica. Os biomiméticos são materiais de engenharia de tecidos concebidos para imitar processos biológicos específicos e ajudar a otimizar a resposta curativa/regenerativa do microambiente do hospedeiro. Os materiais biomiméticos podem ser qualquer combinação das categorias de atividade química e biodinâmica, dependendo da estratégia terapêutica e do tipo de tecido hospedeiro.

6. Classificação por propriedades[27]

Vários biomateriais podem ser classificados utilizando as propriedades físicas, mecânicas, químicas e biológicas básicas das substâncias sintéticas. Para fornecer este tipo de classificação dentro das categorias, os biomateriais devem ser classificados da menor para a maior magnitude de propriedades específicas; por exemplo, as comparações de resistências resultariam em classificações diferentes. Estas propriedades são utilizadas para explicar as decisões diferenciais das respostas dos tecidos. Estas classificações relativas por propriedades são apresentadas sob a forma de tabela no Quadro 6.5-6.7

Tabela 6.5 Classificação dos biomateriais com base nos módulos elásticos (das magnitudes mais baixas às mais altas)

Bio Material	Modulus of Elasticity Ratio (Bio-Material / Bone)	Electrical or Thermal conductor	Colour
Polymers PE, PTFE, PTFE, PMMA, PSF	0.01 – 0.5 x	No	Cream – white to amber
Ceramics $CaPO_4$	0.5-5.0 x	No	White
Carbons C and C – Si	1.0 x	Yes	Black
Metals and alloys Ti and Ti-Al – V Fe-Ci – Ni Co-Cr – Mo	5.0 – 5.7 x 8.0 x 11.0x	Yes	Metallic
Ceramics Al_2O_3	20.0 x	No	Cream – White

Tabela 6.6 Classificação dos biomateriais com base nas

resistências mecânicas e à tração (da menor para a maior magnitude)

Biomaterial	Tensile Strength Ratio (Biomaterial / Bone)	Ductility (% Elongation Ratio Biomaterial/Bone)
Polymers	0.1-0.5x	1 – 300 x
Ceramics CaPo$_4$	0.1-2.0x	0
Carbons C and C-Si	1.0 - 5.0 x	0
Ceramics Al$_2$O$_3$	2.0 – 5.0 x	0
Metals and Alloys	1.5 – 7.0	8-30 x

O módulo de elasticidade e a ductilidade são utilizados como considerações sobre as propriedades dos materiais para a conceção, fabrico e restauração protética de dispositivos de implantes. Os módulos estão diretamente associados à tensão elástica microscópica ao longo da interface dos tecidos. A relação entre a tensão macroscópica e as deformações é mais influenciada pelo tamanho e forma do desenho. Os desenhos devem incorporar configurações específicas não só para o biomaterial, mas também para considerações anatómicas, cirúrgicas, técnicas e orais. O custo relativo, a esterilização e reesterilização e a disponibilidade de instrumentos cirúrgicos complementares e materiais intra-orais de restauração também são factores.

As forças são maximizadas para proporcionar resistência a fracturas induzidas por ciclos (fadiga), e as ductilidades mais elevadas são críticas para a flexão de pilares para paralelismo ou para proporcionar o melhor ajuste a um local anatómico disponível. Os metais são fortes e dúcteis, e as cerâmicas e os carbonos são não dúcteis (quebradiços). As cerâmicas e os metais inertes têm módulos elásticos elevados e os polímeros têm ductilidades elevadas mas módulos elásticos baixos. Em geral, a variedade de propriedades dita a aplicação, por exemplo, polímeros para tecidos moles e metais ou cerâmicas para tecidos duros.

Tabela 6.7 Classificação dos biomateriais em função da inércia química (da menor para a maior magnitude)

Bio Material	Relative Ranking
Ceramics	
TCP	Bio Degradable
HA	Bioactive
Polymers	PMMA to PTFE
Metals and Alloys	Fe to Ti alloys
Ceramics and carbons	Inert
Al_2O_3, C, C-Si	

A classificação por inércia química é complicada porque as listagens relativas mudam consoante a condição de ligação interfacial (osso ou tecido fibroso), o momento específico da avaliação ou as condições ambientais locais (fluido, tecido mole ou osso). Condições de movimento interfacial (deslizamento) ou infeção local (pH alterado) mudariam a categoria. Geralmente, as cerâmicas de alto teor e os carbonos são os mais inertes; os metais são intermédios e os polímeros são os mais sujeitos a desgaste interfacial ou lixiviação de constituintes de peso molecular inferior ou plastificantes.

Estas várias propriedades foram correlacionadas com critérios de compatibilidade baseados em biomateriais e biomecânicos. Os módulos elásticos semelhantes ao tecido substituído, a elevada resistência e ductilidade e a inércia química têm sido correlacionados com perfis de biocompatibilidade. Existem excepções a estas generalizações, mas estes critérios têm sido amplamente aplicados às selecções de materiais e de design para dispositivos de implantes.

A reconstrução de implantes dentários está associada a circunstâncias especiais, uma vez que estes dispositivos se estendem da boca através das zonas epiteliais protegidas e até ao osso subjacente[28] . Os aspectos funcionais da utilização também incluem a transferência de força através da superfície oclusal dos dentes, através da coroa ou ponte e da região do conetor do colo do implante, e para o interior do implante para transferência interfacial para os tecidos moles e duros de suporte Esta situação representa uma série muito complexa de condições ambientais químicas e mecânicas. Está envolvida uma variedade de estruturas completamente diferentes que actuam em sinergia ou em oposição, nomeadamente o material do implante, o tecido mole e o osso. Do mesmo modo, estão associadas várias interfaces ao dispositivo, o que complica ainda mais as distorções de tensão em todo o sistema. Surgem inúmeras questões, como, por exemplo, se existe um problema clínico associado a desajustes na rigidez ou na absorção de choques. Assim, até à data, não foi possível desenvolver um modelo laboratorial que reproduzisse a formidável situação in vivo.

Em 1990, R. W. Philips salientou a necessidade de desenvolver um modelo de laboratório que representasse um implante no corpo humano para reproduzir a formidável situação in vivo.

METAIS E LIGAS

Os metais para implantes foram seleccionados com base numa série de factores[1] : as suas propriedades biomecânicas; experiência anterior com processamento, tratamento, maquinação e acabamento; e adequação a procedimentos de esterilização comuns. A maioria dos sistemas de implantes dentários disponíveis nos Estados Unidos até à data são construídos a partir de metais ou ligas[10] . Até à data, um inquérito multinacional efectuado pela ISO indicou que o titânio e as suas ligas são utilizados principalmente.

Ocasionalmente, vários metais e ligas metálicas utilizados para o fabrico de implantes dentários produziram reacções adversas nos tecidos e as suas baixas taxas de sucesso prejudicaram a aplicação clínica a longo prazo[1] . Muitos dos metais e ligas (ouro, aço inoxidável, cobalto-crómio) estão agora obsoletos na indústria de implantes orais. O titânio (Ti) e as suas ligas (principalmente Ti-6Al-4V) tornaram-se os metais de eleição para as partes endósseas dos implantes dentários atualmente disponíveis. No entanto, os componentes protéticos, incluindo parafusos de pilar, pilares, cilindros, parafusos protéticos e vários acessórios, continuam a ser fabricados em ligas de ouro, aço inoxidável e ligas de cobalto-crómio e níquel-crómio.

Titânio e ligas de titânio

O titânio é o nono elemento mais abundante e está presente em abundância na crosta terrestre. As principais reservas de minério de titânio, rutilo e ilmenite, encontram-se em abundância nos Estados Unidos, Canadá e Austrália. Embora a maior parte do minério de titânio seja extraído para utilização na indústria de pigmentos, 5% a 10% do minério de titânio é utilizado para produzir titânio cp e ligas de titânio. O elemento foi descoberto por Wilheim Gregor, um clérigo, que encontrou o metal numa "areia negra magnética" na Cornualha em 1791. Três anos mais tarde, Klaproth encontrou um rutilo que era o óxido de um novo metal a que chamou titânio, em homenagem aos Titãs gregos. Reconheceu que este metal era idêntico ao material que Gregor tinha descoberto. Só quando o processo de refinação foi desenvolvido é que a produção comercial se tornou viável. Em 1925, van Arkel refinou o minério utilizando tetra iodeto de titânio, produzindo um metal com propriedades e ductilidade aceitáveis. Na década de 1930, Krol desenvolveu processos de extração comercial que ainda hoje são utilizados.

O Dr. Kroll inventou processos metalúrgicos úteis para a produção comercial de titânio e é geralmente considerado o pai da indústria do titânio[29] . O Dr. Kroll inventou processos metalúrgicos úteis para a produção comercial de titânio e é geralmente considerado o pai da indústria do titânio.

O titânio aparece na tabela periódica como elemento 22, um metal de transição da quarta fila com um peso atómico de 47,88. Sendo um metal extremamente reativo, o titânio forma uma camada de óxido tenaz que contribui para a sua passividade eletroquímica. O titânio apresenta biocompatibilidade, resistência à corrosão, uma elevada relação força/peso e uma maquinabilidade razoável.[30]

A estrutura atómica do titânio é $1s^2$, $2S^2$ $2p^6$, 3s2, $3p^6$, $3d^2$, $4s^2$. Os electrões $3d^2$ e $4s^2$, ligeiramente retidos, são altamente reactivos e formam rapidamente um óxido tenaz que é responsável pela biocompatibilidade do metal. Os restantes electrões são relativamente estáveis e fortemente ligados. A temperaturas até 882 graus Celsius, o titânio puro existe como uma estrutura atómica hexagonal de empilhamento fechado (fase alfa). Acima dessa temperatura, a estrutura é cúbica centrada no corpo (fase beta). O metal funde a 1, 665°C.

Os elementos oxigénio, alumínio, carbono e nitrogénio estabilizam a fase alfa do titânio devido à sua maior solubilidade na estrutura hexagonal de empilhamento fechado. O oxigénio ocupa os locais intersticiais. Os elementos que estabilizam a fase beta incluem o manganês, o crómio, o ferro e o vanádio. Em contraste com a maioria dos metais hexagonais, o titânio apresenta uma boa ductilidade.

As ligas de titânio existem em três formas: alfa, beta e alfa-beta.[31] Como seria de esperar, as propriedades do titânio alteram-se com os processos de liga.

Estes tipos têm origem quando o titânio puro é aquecido, misturado com elementos como o alumínio e o vanádio numa determinada concentração, e depois arrefecido. Este tratamento produz uma verdadeira solução sólida. Diz-se que estes elementos adicionados actuam como estabilizadores das condições de fase.

O alumínio tem sido chamado de estabilizador do estado da fase alfa. O alumínio também serve para aumentar a resistência e diminuir o peso da liga. O vanádio tem sido chamado de estabilizador de fase beta. À medida que o alumínio ou o vanádio são adicionados ao Ti, a temperatura a que ocorre a transformação alfa para beta muda para uma gama de temperaturas. Nestas gamas, podem existir as formas alfa e beta. A forma de liga desejada é mantida à temperatura ambiente por arrefecimento da liga a partir da temperatura à qual a forma desejada existe. Estas ligas combinadas, especialmente as alfa-beta, podem ser tratadas termicamente para aumentar a sua resistência.

As ligas mais frequentemente utilizadas para implantes dentários são da variedade alfa-beta. Destas, a mais comum contém 6% de alumínio e 4% de vanádio (Ti-6Al-4V). Após tratamento térmico, estas ligas possuem muitas propriedades físicas e mecânicas favoráveis que as tornam excelentes materiais de implante. São leves, fortes e altamente resistentes à fadiga e à corrosão. Embora sejam mais rígidas do que o osso, o seu módulo de elasticidade (rigidez) está mais próximo do osso do que qualquer outro metal de implante importante; a única exceção é o Ti puro. Esta propriedade leva a uma distribuição mais uniforme da tensão na interface crítica osso-implante, porque o osso e o implante flectirão de forma mais semelhante.

Muitos clínicos reconhecem apenas dois tipos de biomateriais de implantes de titânio[30] : titânio comercialmente puro (cp) e liga de titânio.

A ASTM International (American Society for Testing and Materials) reconhece[32] quatro graus de titânio comercialmente puro, ou Ti, e três ligas de titânio (Ti-6Al-4V, Ti-6Al-4V Extra Low Interstitial [componentes baixos] e Ti-Al-Nb).

Os materiais de titânio comercialmente puro são o titânio comercialmente puro de grau I, o titânio comercialmente puro de grau II, o titânio comercialmente puro de grau IT 1 e o titânio comercialmente puro de grau IV[29] . O titânio comercialmente puro é também referido como titânio não ligado. Todos estes seis materiais estão comercialmente disponíveis como implantes dentários.

É a composição estequiométrica do titânio comercialmente puro (cpTi) que permite a sua classificação em 4 classes que variam principalmente no teor de oxigénio, sendo a classe 4 a que tem mais (0,4%) e a classe 1 a que tem menos (0,18%)[1] . Embora as propriedades do óxido não sejam afectadas, existem diferenças mecânicas entre as diferentes qualidades, principalmente devido aos contaminantes que estão presentes em quantidades mínimas. Foram também detectados vestígios de outros elementos, como o azoto, o carbono, o hidrogénio e o ferro, que foram adicionados para estabilizar ou melhorar as propriedades mecânicas e físico-químicas. O ferro é adicionado para resistência à corrosão e o alumínio é adicionado para aumentar a resistência e diminuir a densidade, enquanto o vanádio actua como um absorvente de alumínio para evitar a corrosão.

As propriedades mecânicas do titânio, das ligas de titânio e de outros materiais naturais e de implantes são apresentadas no Quadro 7.1[30]

Tabela 7.1 Propriedades mecânicas de materiais seleccionados

Material	Modulus (GPa)	Ultimate Tensile Strength (MPa)	Yield Strength (MPa)	Elongation (%)	Density (g/cc)
cp grade I Ti	102	240	170	24	4.5
cp grade II Ti	102	345	275	20	4.5
cp grade III Ti	102	450	380	18	4.5
cp grade IV Ti	104	550	483	15	4.5
Ti-6Al-4V ELI	113	860	795	10	4.4
Ti-6Al-4V	113	930	860	10	4.4
Co-Cr-Mo	240	700	450	8	8.5
316 L steel	200	965	690	20	7.9
Cortical Bone	18	140	n/a	1	0.7
Dentin	18.3	52	n/a	0	2.2
Enamel	84	10	n/a	0	3

É importante notar que, enquanto o módulo de elasticidade do titânio de grau I cp para o titânio de grau IV cp varia de 102 para 104 GPa (uma alteração de apenas 2%), a tensão de cedência aumenta de 170 para 483 MPa (um ganho de 180%). As razões para as alterações são descritas abaixo e estão principalmente relacionadas com os resíduos de oxigénio no metal (Quadro 7.2).

Tabela 7.2 Composição do titânio cp e ligas (percentagem em peso)

Titanium	N	C	H	Fe	O	Al	V	Ti
cp grade I	0.03	0.10	0.015	0.02	0.18	-	-	Balance
cp grade II	0.03	0.10	0.015	0.03	0.25	-	-	Balance
cp grade III	0.03	0.10	0.015	0.03	0.35	-	-	Balance
cp grade IV	0.03	0.10	0.015	0.05	0.40	-	-	Balance
Ti-6Al-V alloy	0.05	0.08	0.015	0.30	0.20	5.50-6.75	3.50-4.50	Balance
Ti-6Al-4V ELI aloy	0.05	0.08	0.012	0.10	0.13	5.50-6.50	3.50-4.50	Balance

A tendência caraterística de aumento da resistência com um módulo relativamente constante mantém-se quando se compara o titânio cp com as ligas de titânio. O módulo de elasticidade das ligas é ligeiramente superior (1 13 MPa em comparação com

104 MPa de titânio cp grau IV), mas a tensão de cedência aumenta mais de 60% para 795 MPa para as ligas ELI e 860 MPa para as ligas Ti-6Al-4V. Normalmente, os limites de resistência à fadiga são inferiores a 50% da resistência à tração final. Em comparação com as ligas Co-Cr-Mo, a liga de titânio é quase duas vezes mais forte e tem

metade do módulo de elasticidade. Em comparação com o aço inoxidável 316L, a liga Ti-6Al-4V é aproximadamente igual em termos de resistência, mas, mais uma vez, tem metade do módulo. A resistência é benéfica porque os materiais resistem melhor às forças oclusais sem fratura ou falha. Um módulo mais baixo é desejável porque o biomaterial do implante transmite melhor as forças ao osso. Ao nível atómico, os materiais diferem em termos de limite de elasticidade porque diferem na resistência ao deslizamento plano e ao movimento de deslocação. Os átomos e as tensões localizadas que impedem o movimento de deslocação aumentam a tensão de cedência desses materiais. No caso do titânio, o oxigénio dissolve-se na rede cristalina como átomos intersticiais entre os iões de titânio. Os átomos de oxigénio ocupam espaço na estrutura cristalina, comprimindo efetivamente os átomos de titânio e criando áreas de tensão na estrutura atómica. Por outro lado, como os planos dos átomos se movem menos devido aos resíduos de oxigénio, a ductilidade diminui. O vanádio estabiliza a fase beta da liga Ti-6Al-4V, de modo que ela existe como uma combinação das fases alfa e beta. Os grãos alfa são finos (3 a 10 μm), estruturas equiaxiais arredondadas com rácios de aspeto próximos da unidade. Esta combinação de fases confere resistência à liga. A resistência adicional obtida pelo oxigénio dissolvido é inconsequente em comparação com o efeito do vanádio. Por este motivo, as ligas ELI são por vezes utilizadas. O termo "extra baixo intersticial" descreve os baixos níveis de oxigénio dissolvido nos locais intersticiais do metal. Com menores quantidades de oxigénio e resíduos de ferro na liga ELI, a ductilidade é ligeiramente melhorada. O módulo de elasticidade de um material, ao nível atómico, mede a atração dos átomos entre si. Esta atração depende dos átomos específicos envolvidos e, em certa medida, da disposição dos átomos na estrutura cristalina. Uma vez que os elementos predominantes num metal determinam o módulo, pequenas quantidades de impurezas ou resíduos no metal não o afectam grandemente. No caso do titânio cp, quantidades vestigiais de oxigénio não alteram significativamente o módulo. A adição de alumínio e vanádio, que constituem 10% das ligas de titânio, aumenta o módulo em cerca de 10%.

Revestimento de óxido

A maioria dos metais forma camadas de óxido quando expostos à atmosfera. A natureza deste óxido depende do metal e das condições em que foi oxidado[31] . Tudo o que entra em contacto com a superfície do implante tem o potencial de a alterar. Partindo do princípio de que as condições fisiológicas do corpo se mantêm relativamente constantes, o comportamento de um metal no corpo depende do carácter da camada de óxido.

O titânio puro pode, teoricamente, formar vários óxidos. Entre estes encontram-se o TiO, o TiO_2 e o $Ti\,O_{23}$. Destes, o TiO_2 é o mais estável e, por conseguinte, o mais utilizado em condições fisiológicas. Estes óxidos formam-se espontaneamente aquando da exposição do Ti ao ar. No espaço de um milissegundo após a exposição ao ar, forma-se uma camada de óxido de 10 Á na superfície de corte do titânio puro.

Num minuto, esta camada pode atingir uma espessura de 100 Á. O metal pode ser passivado desta forma, embora a U.S. Food and Drug

Administration exija que os fabricantes de implantes de titânio passivem os seus produtos com um banho de ácido nítrico antes da venda. Teoricamente, a degradação desta camada de óxido não deveria ocorrer em condições fisiológicas. Muitos dos

As ligas de titânio, nas quais o Ti está presente em concentrações de 85% a 95%, mantêm a passividade do titânio puro.

Quando um implante é introduzido no corpo, começam a ocorrer reacções complexas na interface óxido/bioambiente. A película de óxido cresce à medida que os iões se difundem do metal para o exterior e do ambiente para o interior. O óxido que se forma no corpo pode, portanto, ser um pouco diferente daquele que se forma no ar. A taxa de formação e a composição desta película são importantes.

Poucos metais apresentam um grau tão elevado de passividade em condições fisiológicas como o titânio. O titânio, quer como metal puro quer como liga, é facilmente passivado, formando um TiO estável$_2$ que torna o metal resistente à corrosão. Este óxido repara-se instantaneamente em caso de danos como os que podem ocorrer durante a inserção de um implante.

O estado da camada de óxido, nomeadamente a sua pureza química e a limpeza da superfície, é de extrema importância para o resultado biológico da osteointegração[1] .

Na ausência de movimento interfacial ou de condições ambientais adversas, esta condição de superfície passivada (oxidada) minimiza os fenómenos de biocorrosão[10] . Esta caraterística é uma importante consideração de propriedade relacionada com a utilização de titânio para implantes dentários. Alguns relatórios mostram que a camada de óxido tende a aumentar de espessura sob testes de corrosão;" e que a quebra desta camada é improvável em soluções aeradas.

Corrosão[ix]

A tensão pode produzir uma combinação de efeitos ambientais e mecânicos num metal, alterando as suas propriedades e as propriedades do óxido de superfície.

A fissuração por corrosão sob tensão e a fadiga por corrosão são importantes nos sistemas de implantes porque podem levar à falha mecânica completa do implante. Nestes casos, a tensão pode atuar em combinação com o tempo, a temperatura e o ambiente corrosivo. A fissuração por corrosão sob tensão do Ti puro em condições fisiológicas é desconhecida, embora este fenómeno tenha sido induzido em condições laboratoriais em ambientes de solução salina aquosa com tensão de tração aplicada e corrente eléctrica. As ligas de Ti são teoricamente susceptíveis a este fenómeno em condições fisiológicas. A presença de alumínio numa concentração superior a 6% torna a liga particularmente suscetível a este problema devido à formação de compostos $TiAl_3$. A presença de vanádio reduz a suscetibilidade à fissuração por corrosão devido, presumivelmente, à supressão da formação de compostos $TiAl3$. As ligas de Ti são extremamente resistentes à fadiga por corrosão, tornando a liga de titânio o metal de eleição quando é desejável uma elevada resistência à fadiga por corrosão.
A corrosão localizada, a corrosão em fendas e a corrosão por picadas são raras nas ligas de Ti que foram especialmente preparadas para utilização clínica. As possíveis influências dos produtos de

biodegradação do alumínio e do vanádio nas respostas locais e sistémicas dos tecidos foram analisadas do ponto de vista da ciência básica e das aplicações clínicas. Foi publicada uma extensa literatura sobre a taxa de corrosão do titânio nos fluidos dos tecidos locais e a acumulação de "partículas negras" peri-implante. Foram registados alguns efeitos adversos.

Foram encontradas concentrações mais elevadas de titânio nos tecidos peri-implante e nos órgãos parenquimatosos, principalmente no pulmão e concentrações muito menores no fígado, rim e baço. No entanto, as composições das ligas não estavam bem definidas ou controladas.

A corrosão e o desgaste mecânico foram sugeridos como possíveis causas. Foi referido que o titânio é tão corrosivo como muitas ligas de metais de base sob tensão mecânica, défice de oxigénio ou a um baixo nível de pH[33] . Em particular, o flúor revela uma elevada afinidade com o Ti. Os iões de flúor podem infiltrar-se e dissolver a camada de óxido estabilizadora. Isto significa que o Ti oxidado é reativado por electrólitos que contêm iões fluoreto. Além disso, observou-se que os ácidos na ausência de iões fluoreto podem causar corrosão eletroquímica.

Os autores que ainda têm dúvidas quanto à aplicabilidade destes resultados às ligas de titânio atualmente disponíveis desenvolveram outras ligas utilizando ferro, molibdénio e outros elementos como agentes de liga primários e, mais recentemente, foram introduzidas várias novas ligas de titânio de maior resistência. Embora subsistam muitas questões científicas básicas, as aplicações clínicas destas ligas em sistemas cirúrgicos dentários e ortopédicos têm sido muito positivas, especialmente à luz da melhoria da resistência; e as ligas de titânio não demonstraram um número significativo de sequelas negativas identificáveis.

Os estudos electroquímicos apoiam a seleção de condições em que as concentrações elementares sejam relativamente baixas. Electroquimicamente, o Ti e a liga de Ti são ligeiramente diferentes no que diz respeito aos potenciais electromotores e galvânicos quando comparados com outros materiais dentários condutores de eletricidade. Os resultados sobre estes potenciais electroquímicos e a sua relação com as respostas in vivo foram publicados anteriormente. Em geral, os sistemas à base de titânio e cobalto são electroquimicamente semelhantes; no entanto, elementos comparativos que imitam as condições de uma célula de aeração revelaram que o fluxo de corrente no Ti e nas ligas de Ti é várias ordens de grandeza inferior ao dos aços Fe-Cr-Ni-Mo ou das ligas Co-Cr. Os sistemas à base de ouro, platina e paládio demonstraram ser nobres, e os sistemas à base de níquel, ferro, cobre e prata são significativamente diferentes (sujeitos a acoplamento galvânico e corrosão preferencial in vivo).

Outras propriedades importantes

O titânio é um dos metais que pode ser acoplado (colocado em contacto) com outros metais sem receio de perder a sua passividade. Quando acoplado a metais com maiores potenciais de corrosão, o outro metal pode corroer-se pelo mecanismo de corrosão galvânica. Quando se juntam metais que, por si só, permanecem passivos (como as ligas de cobalto-crómio), obtém-se uma combinação estável e passiva. Por conseguinte, seria sensato evitar metais que não sejam fortemente passivos, como o aço inoxidável. Este facto deve ser tido em consideração na seleção de instrumentos cirúrgicos para a colocação de implantes de titânio.

A bioestabilidade do titânio está a ser cada vez mais questionada. Para além do comportamento corrosivo, que já foi discutido, existem factores como a toxicidade e as reacções alérgicas ao Ti, que têm sido referidos[33] .

Por um lado, as camadas de TiO_2 podem inibir reacções inflamatórias com mediadores reactivos da inflamação. Por outro lado, a elevada capacidade de ligação eletrostática da camada passivadora, combinada com a rugosidade da superfície, resulta numa rápida colonização bacteriana. Consequentemente, a acumulação de placa bacteriana nas superfícies de Ti é semelhante ou mesmo superior à dos dentes naturais. A composição do biofilme, que pode ser encontrado em superfícies de Ti e em dentes naturais, é muito semelhante. Em geral, o streptococcus sanguis coloniza inicialmente a superfície, preparando-a para a subsequente acumulação e aderência de outras bactérias. Actinomyces viscosus, Bacteriodes forsythus e Prevotella intermedia são encontradas no biofilme peri-implantar. Curiosamente, dados recentes revelam que a presença ou ausência de anticorpos IgG para Bacteriodes forsythus, Porphyromonas gingivalis e Staphylococcus Aureus no soro pode ser indicativa de sucesso ou insucesso dos implantes de Ti. São necessárias mais informações para clarificar o valor destes parâmetros para a avaliação do resultado do tratamento.

As propriedades gerais de engenharia dos materiais utilizados para implantes dentários estão resumidas na Tabela 7.3[10] :

Tabela 7.3 Propriedades de engenharia dos metais e ligas utilizados em implantes cirúrgicos

Material	Nominal Analyis (w/o)	Modulus of Elasticity GN/m^2 (psi $x10^6$)	Ultimate tensile strength MN/m^2 (ksi)	Elongation to fracture (%)	Surface
Titanium (Ti)	99⁺Ti	97 (14)	240-550 (25-70)	>15	Ti oxide
Titanium-aluminum-vanadium (Ti-Al-4V)	90Ti-6Al-4V	117 (17)	869-896 (125-130)	>12	Ti oxide
Cobalt-chromium-molybdenum (casting) (Co-Cr-Mo)	66Co-27Cr-7Mo	235 (34)	655 (95)	>8	Cr oxide
Stainless steel (316L)	70Fe-18Cr-12Ni	193 (28)	480-1000 (70-145)	>30	Cr oxide
Zirconium (Zr)	99⁺Zr	97 (14)	552 (80)	20	Zr oxide
Tantalum (Ta)	99⁺Ta	-	690 (100)	11	Ta oxide
Gold (Au)	99⁺ Au	97 (14)	207-310 (30-45)	>30	Au
Platinum (Pt)	99⁺Pt	166 (24)	131 (19)	40	Pt

MECHANICAL PROPERTIES OF SELECTED SURGICAL IMPLANT BIOMATERIALS

				BIOMATERIAL										
				Co- Alloy (Wrought)		Fe- Cr- Ni- 316-L				Al_2O_3				
Property	Ti (Wrought)	T-Al-V (Wrought)	Co-Cr-Mo (cast)	Annealed	Cold Worked	Annealed	Cold Water	C-Si	Sapphire	Alumna	UHMW Polyethylene	PMMA	PTEE
Density (g/cc)		4.5	8.3	9.2	9.2	7.9	7.9	1.5-2.0	3.99	3.9	0.94	1.2	2.2
Hardness (Vickers)	R_b 100	--	300	240	450	170-200	300-350	--	--	HV23.000	D65	M60-100	D50-65
Yield Strength													
MPa	170-485	795-827	490	450	1050	240-300	700-800						
(Ksi)	(25-70)	(115-120)	(71)	(62)	(152)	(35-44)	(102-116)	--	--	--	--	--	--
Ultimate Tensile Strength													
MPa	240-550	860-896	690	950	1540	600-700	1000	350-517	480	400	21-44	55-85	14-34
(Ksi)	(35-80)	(125-130)	(100)	(138)	(223)	(87-102)	(145)	(51-75)	(70)	(58)	(3.0-6.4)	(8.0-12.3)	(2-5)
Elastic Modulus													
GPa	96	105-117	200	230	230	200	200	28-34	414	380	1	2.4-3.3	0.4
Ksi x 10^3)	(14)	(15-17)	(29)	(34)	(34)	(29)	(29)	(4.0-4.9)	(60)	(55.1)	(0.145)	(0.348-0.479)	(0.058)
Endurance Limit (Fatigue)													
Mpa	--	170-240	300	--	240-490	300	230-280	--	--	--	--	--	--
(Ksi x 10^3)		(24.6-35)	(43)		(35-711)	(43)	(33.3-40.6)						
Elongation %	15-24	10-15	8	30-45	9	35-55	7-22	0	0	0	400	2-7	200-400

O titânio apresenta um módulo de elasticidade e uma resistência à tração relativamente baixos quando comparado com a maioria das outras ligas. Os valores de resistência para a condição metalúrgica macia e dúctil forjada (formas de raiz normais e implantes em forma de placa) são aproximadamente 1,5 vezes superiores à resistência do osso compacto. Na maior parte dos projectos em que as dimensões e as formas são simples, uma resistência desta magnitude é adequada. Uma vez que as resistências à fadiga são normalmente 50% mais fracas ou menos do que as resistências à tração correspondentes, os critérios de conceção dos implantes são decididamente importantes. Os cantos agudos ou as secções finas devem ser evitados nas regiões sujeitas a condições de tensão ou de cisalhamento. O módulo de elasticidade do titânio é 5 vezes superior ao do osso compacto, e esta propriedade realça a importância do desenho na distribuição correcta da transferência de tensão mecânica. A este respeito, as áreas de superfície que são carregadas em compressão foram maximizadas para alguns dos mais recentes designs de implantes. Os quatro graus de Ti não ligado e de liga de Ti são os mais populares. A sua força final e limite de resistência variam em função da sua composição. A liga de titânio mais frequentemente utilizada é titânio-alumínio-vanádio. A condição de liga forjada é aproximadamente 6 vezes mais forte do que o osso compacto e, por conseguinte, oferece mais oportunidades para desenhos com secções mais finas [por exemplo, planaltos, regiões de interligação finas, alojamento do parafuso de ligação implante-pilar, estruturas irregulares e porosidades]. O módulo de elasticidade da liga é ligeiramente superior ao do titânio, sendo cerca de 5,6 vezes superior ao do osso compacto.

Mecanicamente, o Ti é muito mais dúctil (flexível) do que a liga de Ti. Esta caraterística tem sido um aspeto muito favorável relacionado com a utilização do titânio para dispositivos de formação de placas endosteais. A necessidade de ajuste ou flexão para fornecer pilares paralelos para tratamentos protéticos fez com que os fabricantes optimizassem as microestruturas e as condições de deformação residual. A cunhagem, a estampagem ou o forjamento, seguidos de tratamentos térmicos de recozimento controlados, são utilizados habitualmente durante o processamento metalúrgico. No entanto, se um pilar de implante for dobrado aquando da implantação, o metal é sujeito a uma tensão local na região do pescoço (dobrado) e a tensão local é cumulativa e depende da quantidade total de deformação introduzida durante o procedimento. Esta é uma das razões, para além do ciclo de fadiga de carga anterior, pelas quais a reutilização de implantes não é recomendada. Além disso, por vezes, os processos mecânicos podem alterar ou contaminar significativamente as superfícies dos implantes. Quaisquer resíduos de alterações da superfície devem ser removidos antes da implantação para garantir condições mecânica e quimicamente limpas.

O elevado custo do titânio é o maior impedimento à sua utilização mais alargada, embora o custo tenha sido reduzido nos últimos anos. A produção comercial do metal, que é cuidadosamente controlada pelas normas da American Standard for Testing and Materials (ASTM), custa mais do dobro por tonelada métrica do que o aço e o alumínio[31] . Outro impedimento à utilização do titânio em aplicações dentárias é o facto de a sua fundição ser difícil e perigosa. O metal liberta fumos e oxida tão rapidamente a temperaturas elevadas que pode ocorrer uma reação quase explosiva. Por esta razão, é quase sempre utilizado na forma forjada e maquinado ou plastificado para obter a forma desejada.

Liga à base de cobalto-crómio-molibdénio

As ligas à base de cobalto são mais frequentemente utilizadas numa condição metalúrgica como fundido ou fundido e recozido. Isto permite o fabrico de implantes com desenhos personalizados, tais como estruturas subperiosteais. A composição elementar desta liga inclui o cobalto, o crómio e o molibdénio como elementos principais[10] . O cobalto fornece a fase contínua para as propriedades básicas; as fases secundárias baseadas em cobalto, crómio, molibdénio, níquel e carbono fornecem resistência (4 vezes superior à do osso compacto) e resistência à abrasão da superfície (ver Tabela 20-1); o crómio fornece resistência à corrosão através da superfície de óxido; enquanto o molibdénio fornece resistência e resistência à corrosão em massa. Todos estes elementos são críticos, assim como a sua concentração, o que enfatiza a importância de tecnologias de fundição e fabrico controladas. O níquel foi identificado em produtos de biocorrosão, e o carbono deve ser controlado com precisão para manter as propriedades mecânicas, como a ductilidade. As ligas cirúrgicas de cobalto não são as mesmas que as utilizadas para próteses parciais, pelo que devem ser evitadas substituições.

Em geral, as ligas de cobalto fundidas são as menos dúcteis dos sistemas de ligas utilizados para implantes cirúrgicos dentários, devendo evitar-se a dobragem dos implantes acabados. Uma vez que muitos destes dispositivos de liga foram fabricados por laboratórios dentários, todos os aspectos do controlo de qualidade e análise para implantes cirúrgicos devem ser seguidos durante a seleção da liga, fundição e acabamento. As considerações críticas incluem a análise química, as propriedades mecânicas e o acabamento da superfície, conforme especificado pelo Comité F4 da ASTM sobre implantes cirúrgicos e pela ADA. Quando fabricados corretamente. Os implantes deste grupo de ligas têm demonstrado excelentes perfis de biocompatibilidade.

Ligas à base de ferro-crómio-níquel

As ligas de aço inoxidável cirúrgico (por exemplo, 316 com baixo teor de carbono) têm uma longa história de utilização em dispositivos de implantes ortopédicos e dentários. Esta liga, tal como os sistemas de titânio, é utilizada mais frequentemente numa condição metalúrgica forjada e tratada termicamente, o que resulta numa liga de elevada resistência e ductilidade.

A lâmina do ramo, a estrutura do ramo, os pinos estabilizadores (antigos) e alguns sistemas de inserção da mucosa foram fabricados com uma liga à base de ferro.

A especificação ASTM F4 para a passivação de superfícies foi inicialmente redigida e aplicada às ligas de aço inoxidável. Em parte, isto foi feito para maximizar a resistência à corrosão-biocorrosão. Das ligas de implantes, esta liga é a mais sujeita à biocorrosão por fendas e por picadas, pelo que se deve ter o cuidado de utilizar e manter a condição de superfície passivada (óxido). Uma vez que esta liga contém níquel como elemento principal, deve evitar-se a sua utilização em doentes alérgicos ou hipersensíveis ao níquel. Além disso, se um implante de aço inoxidável for modificado antes da cirurgia, os procedimentos recomendados exigem a repassivação para obter uma condição de superfície oxidada (passivada) para minimizar a biodegradação in vivo.

As ligas à base de ferro têm potenciais galvânicos e características de corrosão que podem resultar em preocupações sobre o acoplamento galvânico e a biocorrosão se estiverem interligadas com biomateriais de implantes de titânio, cobalto, zircónio ou carbono. Em algumas condições clínicas, pode estar presente mais do que uma liga na mesma arcada dentária de um doente. Por exemplo, se uma ponte de uma liga nobre ou de um metal de base tocar simultaneamente nas cabeças dos pilares de um implante de aço inoxidável e de titânio, será formado um circuito elétrico através dos tecidos. Se for utilizado de forma independente, em que as ligas não estão em contacto ou não estão interligadas eletricamente, o par galvânico não existe e cada dispositivo pode funcionar de forma independente. Tal como acontece com os outros sistemas de metais e ligas discutidos, as ligas à base de ferro têm uma longa história de aplicações clínicas. A recuperação de dispositivos a longo prazo demonstrou que, quando utilizada corretamente, a liga pode funcionar sem avarias significativas in vivo. Claramente, as propriedades mecânicas e as características de custo desta liga oferecem vantagens no que respeita a aplicações clínicas.

Outros metais e ligas

Muitos outros metais e ligas têm sido utilizados para o fabrico de dispositivos de implantes dentários. As primeiras espirais e gaiolas incluíam tântalo, platina, índio, ouro, paládio e ligas destes metais. Mais recentemente, foram avaliados dispositivos feitos de zircónio, háfnio e tungsténio. Foram comunicadas algumas vantagens significativas destes metais do grupo reativo e das suas ligas, embora não tenha sido fabricado um grande número de dispositivos deste tipo nos Estados Unidos.

O ouro, a platina e o paládio são metais de resistência relativamente baixa, o que impõe limites ao desenho do implante. Além disso, o custo por unidade de peso e o peso por unidade de volume (densidade) do dispositivo ao longo da arcada superior foram sugeridos como possíveis limitações para o ouro e a platina. Estes metais, especialmente o ouro, devido à sua nobreza e disponibilidade, continuam a ser utilizados como materiais de implantes cirúrgicos. Por exemplo, o desenho do agrafo endosteal Bosker representa a utilização deste sistema de ligas.

CERÂMICA E CARBONO

As cerâmicas são materiais inorgânicos, não metálicos e não poliméricos, fabricados por compactação e sinterização a temperaturas elevadas. Podem ser divididas em óxidos metálicos ou outros compostos[10] . As cerâmicas de óxido foram introduzidas nos dispositivos de implantes cirúrgicos devido à sua inércia à biodegradação, elevada resistência, características físicas como a cor e uma condutividade térmica e eléctrica mínima, e uma vasta gama de propriedades elásticas específicas do material. No entanto, em muitos casos, a baixa ductilidade ou a fragilidade inerente resultaram em limitações. A cerâmica tem sido utilizada em formas a granel e, mais recentemente, como revestimento de metais e ligas. As cerâmicas são bio inertes ou bioactivas[1] . A hidroxiapatite ($Ca_{10}(PO4)_6(OH)_2$) (HA), o fosfato tricálcico ($Ca_3(PO4)_2$) e as bioglasses são algumas das cerâmicas bioactivas mais frequentemente utilizadas, que possivelmente desenvolvem uma ligação química de natureza coesiva com o osso.

Óxidos de alumínio, titânio e zircónio

As cerâmicas de alto teor de óxidos de alumínio, titânio e zircónio têm sido utilizadas para a forma de raiz, forma de placa endosteal e implantes dentários do tipo pino. As características gerais destas cerâmicas estão resumidas na Tabela 8.1[10] .

Tabela 8.1 Propriedades de engenharia de algumas cerâmicas de inserção utilizadas como biomateriais*

Material	Modulus of elasticity GN/m^2 (psi x 10^6)	Ultimate bending strength mpa (ksi)	Surface
Aluminum oxide Polycrystalline	372 (54)	300-550 (43-80)	Al_2O_3
Aluminum oxide Single crystal (sapphire)	392 (56)	640 (93)	Al_2O_3
Zirconium oxide zirconia (PSZ)	195-210 (28-30)	500-650 (72-94)	ZrO_2
Titanium oxide (titania)	280 (41)	69-103 (10-15)	TiO_2

*Estas altas cerâmicas têm 0% de alongamento permanente na fratura.

GN/m^2 , GigaNewton por metro ao quadrado; psi, libras por polegada ao quadrado; MPa, MegaPascal; ksi, mil libras por polegada ao quadrado.

As resistências à compressão, à tração e à flexão excedem a resistência do osso compacto em 3 a 5 vezes. Estas propriedades, combinadas com elevados módulos de elasticidade e, especialmente, com resistências à fadiga e à fratura, resultaram em requisitos de conceção especializados para estas classes de biomateriais. Por exemplo, o fabrico de um dispositivo subperiosteal a partir de uma cerâmica de alta qualidade não deve ser feito devido à natureza personalizada destes dispositivos, à menor resistência à fratura e ao custo relativo de fabrico. As cerâmicas de alumínio, titânio e óxido de zircónio têm uma cor clara, branca, creme ou cinzenta clara, o que é benéfico para aplicações como os dispositivos de forma radicular anterior. A condutividade térmica e eléctrica mínima, a biodegradação mínima e as reacções mínimas com o osso, os tecidos moles e o ambiente oral são também reconhecidas como benéficas quando comparadas com outros tipos de biomateriais sintéticos. Nos primeiros estudos de dispositivos dentários e ortopédicos em animais de laboratório e em seres humanos, a cerâmica apresentou interfaces directas com o osso, semelhantes a uma condição osteointegrada com o titânio. Além disso, a caraterização das zonas de fixação gengival ao longo de dispositivos de forma de raiz de safira em modelos animais de laboratório demonstrou regiões de ligação localizada.

Uma série de dispositivos de forma de raiz e de forma de placa utilizados durante os anos 70 resultou em fracturas intra-orais após vários anos de funcionamento. As fracturas foram iniciadas por ciclos de fadiga em que as tensões biomecânicas se encontravam ao longo de regiões de flexão localizada e carga de tração. Embora os testes iniciais mostrassem resistências mecânicas adequadas para estes "materiais de alumina policristalina", os resultados clínicos a longo prazo demonstraram claramente uma limitação funcional relacionada com o design e com o material. Este facto ilustra a necessidade de uma investigação clínica controlada para relacionar as propriedades básicas com o desempenho in vivo. As biocompatibilidades químicas estabelecidas, as capacidades melhoradas de resistência e tenacidade da safira e da zircónia, e as características das propriedades básicas das cerâmicas altas continuam a torná-las excelentes candidatas para implantes dentários.

Cerâmica bioactiva e biodegradável à base de fosfatos de cálcio

As primeiras séries de formas estruturais para implantes dentários incluíam hastes e cones para preenchimento de locais de extração de raízes dentárias (retentores de cristas) e, em alguns casos, implantes endósteos de suporte de carga. As limitações nas características das propriedades mecânicas levaram rapidamente ao reforço interno dos implantes cerâmicos $CaPO_4$ através de técnicas mecânicas (hastes metálicas centrais) ou físico-químicas (revestimento sobre outro substrato).

Os revestimentos de superfícies metálicas utilizando pulverização por chama ou plasma (ou outras técnicas) aumentaram rapidamente para as cerâmicas $CaPO_4$." Os revestimentos foram aplicados a uma vasta gama de designs de implantes dentários endósteos e subperiosteais com o objetivo geral de melhorar os perfis de biocompatibilidade da superfície do implante.

Vantagens e desvantagens

As vantagens reconhecidas associadas aos biomateriais cerâmicos $CaPO4$ são

1. Composições químicas de elevada pureza e de substâncias semelhantes aos constituintes dos tecidos biológicos normais (cálcio, fósforo, oxigénio e hidrogénio)
2. Excelentes perfis de biocompatibilidade numa variedade de tecidos, quando utilizados como pretendido
3. Oportunidades para criar ligações entre cerâmicas $CaPO4$

seleccionadas e tecidos duros e moles

4.   Condutividade térmica e eléctrica mínima e capacidade de proporcionar uma barreira física e química ao transporte de iões (por exemplo, iões metálicos)

5. Módulos de elasticidade mais semelhantes ao osso do que muitos outros materiais de implante utilizados para implantes de suporte de carga

6. Cor semelhante ao osso, dentina e esmalte

7. Uma base de informação extensa e em constante evolução relacionada com a ciência, a tecnologia e as aplicações.

Algumas das possíveis desvantagens associadas a estes tipos de biomateriais são

1. Variações nas características químicas e estruturais de alguns produtos de implantes atualmente disponíveis.

2. Resistências mecânicas à tração e ao corte relativamente baixas em condições de carga de fadiga.

3. Forças de fixação relativamente baixas para algumas interfaces entre o revestimento e o substrato. Solubilidades variáveis consoante o produto e a aplicação clínica. A estabilidade estrutural e mecânica dos revestimentos em condições de carga in vivo (especialmente tensão e cisalhamento) pode ser variável em função da qualidade do revestimento.

4. Alterações das propriedades químicas e estruturais do substrato relacionadas com algumas tecnologias de revestimento disponíveis

5. Expansão das aplicações que, por vezes, excede a evolução da informação científica sobre as propriedades.

6. As propriedades básicas destas substâncias são fundamentais para as aplicações. A Tabela 8.2 apresenta um resumo de algumas propriedades das cerâmicas bioactivas e biodegradáveis.

Tabela 8.2 Propriedades das cerâmicas bioactivas e biodegradáveis

Properties of Bioactive and Biodegradeble Ceramics*			
Material	Modulus of elasticity Gpa (psi x 10^6)	Ultimate bending strength Mpa (ksi)	Surface
Hydroxyapatite	40 – 120 (6-17)	40-300 (6-43)	$Ca_{10}(PO_4)_6(OH)_2$
Tricalcium phosphate	30-120 (4-17)	15-120 (2-17)	$Ca_3(PO_4)_2$
Bioglass or ceravital	40-140 (6-20)	20-350 (3-51)	$CaPO_4$
AW ceramic	124 (18)	213 (31)	$CaPO_4+F$
Carbon	25-40 (4-6)	150-250 (22-36)	C
Carbon-silicon (LTI)	25-40 (4-6)	200-700 (29-101)	CSi

*Estas cerâmicas e carbonos têm 0% de alongamento permanente na fratura. GPa, Gigapascal; psi, libras por polegada ao quadrado; MPa, megapascal; ksi, mil libras por polegada ao quadrado; LTI, isotrópico a baixa temperatura.

Em geral, estas classes de biocerâmicas têm resistências, durezas e módulos de elasticidade mais baixos do que as formas quimicamente mais inertes anteriormente referidas. As resistências à fadiga, especialmente para materiais porosos, impuseram limitações no que respeita a alguns desenhos de implantes dentários. Em certos casos, estas características foram utilizadas para melhorar as condições dos implantes (por exemplo, biodegradação de partículas).

Os aluminatos de cálcio, os vidros invertidos de sódio-lítio com adições de fosfato de cálcio (Bioglass ou Ceravital) e as vitrocerâmicas (vidro-cerâmica AW) também oferecem uma vasta gama de propriedades e têm encontrado aplicações alargadas.

Propriedades das cerâmicas bioactivas

As propriedades físicas são específicas da área de superfície ou da forma do produto (bloco, partícula), da porosidade (densa, macroporosa, microporosa) e da cristalinidade (cristalina ou amorfa). As propriedades químicas estão relacionadas com a relação cálcio-fosfato, a composição, as impurezas elementares (como o carbonato), a substituição iónica na estrutura atómica e o pH da região circundante. Estas propriedades e o ambiente biomecânico desempenham um papel importante na taxa de reabsorção e nos limites de aplicação clínica dos materiais. As relações atómicas dos elementos básicos, as razões estequiométricas e os nomes químicos normais de várias cerâmicas de fosfato de cálcio caracterizadas são apresentados na Tabela 8.3.

Tabela 8.3 Nomes, fórmulas e relações atómicas para alguns materiais de fosfato de cálcio

MINERAL OR GENERAL NAME	FORMULA	Ca:P RATIO	APPLICATIONS
Monetite (DVP)	$CaHPO_4$	1	Non-ceramic bone substitute particulates
Brushite (DCPD)	$CaHPO_4 \cdot 2H_2O$	1	Phase of some $CaPO_4$ biomaterials
Octa calcium phosphate (OCP)	$Ca_8(HPO_4)_2(PO_4)\cdot 5H_2O$	1.33	Phase of some $CaPO_4$ biomaterials
Whitlockite (WH)	$Ca_{10}(HPO_4)(PO_4)_6$	1.43	Phase of some $CaPO_4$ biomaterials
β (βTCP)	$Ca_3(PO_4)_2$	1.48	Biodegradeable $CaPO_4$ ceramic for bone substitute and coatings; also a phase of some $CaPO_4$ biomaterials
Defective hydroxyapatite (DOHA) biomaterials	$Ca_9(HPO_4)(PO_4)_5(OH)$	1.5	Component of some $CaPO_4$
Hydroxypatite (HA)	$Ca_{10}(PO_4)_6(OH)_2$	1.67	Major mineral phase of bone; when fired as a ceramic; named hydroxyapatite (HA)

A família geral das apatitas tem uma fórmula de $‰o^{2+}$ $<xo_4^5$ Wf^1 .

Muitas vezes, as relações atómicas da apatite não são estequiométricas, ou seja, 1 mole de apatite pode conter menos de 10 moles de iões metálicos (M^2 +) e menos de 2 moles de aniões Z^4 . O número de XO mantém um número de 6. Vários metais e aniões podem ser substituídos nesta formulação. Mais importante ainda, as propriedades físicas, mecânicas e químicas relativas de cada material final de fosfato de cálcio, incluindo cada uma das apatitas, são diferentes umas das outras. Além disso, a microestrutura de qualquer produto final (forma estrutural sólida ou revestimento) é igualmente importante para as propriedades básicas da substância por si só. A hidroxiapatite monolítica cristalina (HA), ou seja, a cerâmica cozida $Ca_{10}(PO_4)_6(OH)_2$ de elevada densidade e pureza (50 ppm de impurezas, no máximo), forneceu um padrão de comparação relacionado com as aplicações de implantes. O rácio de cálcio para fósforo do $Ca_{10}(PO_4)_6(OH)_2$ é de 1,67 e a cerâmica pode ser totalmente cristalina. Existem diferenças consideráveis entre as cerâmicas HA sintéticas (hvdroxiapatitas) que são produzidas por processamento a temperaturas elevadas e as apatitas biológicas (hvdroxiapatitas). As apatitas biológicas contêm quantidades vestigiais de iões CO_3^2 -, sódio, magnésio, flúor e cloro. Estas existem em proporções e distribuições variáveis e, obviamente, são apenas uma fase dos tecidos calcificados.

A cerâmica de fosfato tricálcico cristalino $Ca_3(PO_4)_2$ (TCP) também forneceu um biomaterial de elevada pureza (<50 ppm de impurezas máximas) para comparação com outros produtos. Estas duas composições têm sido utilizadas mais extensivamente como partículas para aumento e substituição óssea, transportadores de produtos orgânicos e revestimentos para implantes endosteais e subperiosteais.

Um dos aspectos mais importantes das cerâmicas de CaPO4 está relacionado com as possíveis reacções com a água. Por exemplo, a hidratação pode converter outras composições em HA; além disso, podem ocorrer transições de fase entre as várias formas estruturais com qualquer exposição à água. Este facto tem causado alguma confusão na literatura, na medida em que algumas cerâmicas $CaPO_4$ foram autoclavadas a vapor para fins de esterilização antes da implantação cirúrgica. A autoclavagem a vapor ou a água pode alterar significativamente a estrutura e as propriedades básicas das cerâmicas $CaPO_4$ (ou de qualquer superfície bioactiva) e, por conseguinte, proporcionar uma condição de biomaterial desconhecida no momento da implantação. Isto deve ser evitado através da utilização de condições pré-esterilizadas ou limpas, calor seco ou esterilização gama.

Formas, microestruturas e propriedades mecânicas

O HA particulado, fornecido numa forma não porosa (<5% de porosidade) como partículas angulares ou de forma esférica, é um exemplo de um biomaterial de HA cristalino e de elevada pureza. Estas partículas podem ter resistências à compressão relativamente elevadas (até 500 MPa), com resistências à tração na ordem dos 50 a 70 MPa. Normalmente, as cerâmicas policristalinas densas constituídas por pequenos cristalitos apresentam a maior resistência mecânica, para além das cerâmicas monocristalinas sem defeitos (como os implantes de safira de cristal único). As cerâmicas são materiais frágeis e apresentam uma elevada resistência à compressão em comparação com a resistência à tração. No entanto, a menor resistência às tensões de tração e de cisalhamento limita a sua aplicação como implantes dentários devido às restrições mecânicas da forma e do volume do implante. As cerâmicas não reabsorvíveis e "bioinertes" que exibem uma capacidade de carga satisfatória estão limitadas a cerâmicas densas monocristalinas e policristalinas de alumínio, zircónio e óxido de titânio. Estas mesmas características mecânicas existem para as porções sólidas de várias partículas e blocos porosos de HA. As partículas macroporosas (>50 μm, Fig. 8.1) ou microporosas (<50 μm, Fig. 8.2) têm uma área de superfície aumentada por unidade de volume. Os materiais porosos também fornecem regiões adicionais para o crescimento e integração de tecidos (estabilização mecânica) e, por conseguinte, uma minimização do movimento interfacial e da rutura interfacial dinâmica (associada ao desgaste). As características de resistência após o crescimento do tecido tornar-se-iam então uma combinação da cerâmica e dos tecidos de revestimento.

Algumas das cerâmicas $CaPO_4$ são misturas de fases de HA e TCP, enquanto alguns compostos são compósitos ou misturas mecânicas com outros materiais" (Tabela 8.3). Estas classes de cerâmicas bioactivas, incluindo vidros, vitrocerâmicas, misturas de cerâmicas, combinações de metais e cerâmicas, ou polímeros e cerâmicas, apresentam uma vasta gama de propriedades. Em geral, estes biomateriais têm demonstrado perfis de biocompatibilidade aceitáveis em investigações laboratoriais e clínicas. Os desenhos de implantes em forma de bloco feitos de cerâmica de fosfato de cálcio, que se revelaram contra-indicados para alguns desenhos de implantes devido ao fraco desempenho mecânico, encontraram uma vasta gama de indicações como revestimentos de materiais de implantes mais resistentes.

Os revestimentos de cerâmica CaP04 sobre biomateriais metálicos (à base de Co e Ti) tornaram-se uma aplicação de rotina para implantes dentários. Estes revestimentos são, na sua maioria, aplicados por pulverização de plasma, têm uma espessura média entre 50 e 70 μm, são misturas de fases cristalinas e amorfas e têm microestruturas variáveis (fases e porosidades) em comparação com as porções sólidas das formas particuladas de

Biomateriais HA e TCP.

Continuam a existir preocupações quanto à resistência à fadiga dos revestimentos $CaP0_4$ e das interfaces revestimento-substrato em condições de carga de tração e cisalhamento. Foram comunicados alguns casos de perda do revestimento em resultado de fratura mecânica, embora o número de casos comunicados seja reduzido. Este facto levou alguns clínicos e fabricantes a introduzir desenhos em que os revestimentos são aplicados em formas (desenhos geométricos) que minimizam o cisalhamento da interface do implante ou as condições de carga de tração (tais como porosidades, parafusos, espirais, planaltos e aberturas). Com base em considerações teóricas, o revestimento de áreas mecanicamente protegidas parece ser o mais desejável.

Densidade, Condutividade e Solubilidade

As cerâmicas bioactivas são especialmente interessantes para a implantologia dentária porque a porção inorgânica do osso recetor tem maior probabilidade de crescer junto a um material quimicamente mais semelhante. Na categoria das bioactivas (bioreactivas) incluem-se os materiais de fosfato de cálcio, como o TCP, HA, carbonato de cálcio (corais) e compostos e cerâmicas do tipo sulfato de cálcio. Pode desenvolver-se um contacto químico-bioquímico entre o osso hospedeiro e o material enxertado, bem como um possível estímulo da atividade óssea. As suas limitações têm sido associadas às formas de material que apresentam menor resistência (ou seja, semelhante ou inferior ao osso).

As etapas de fabrico muito sensíveis à técnica relacionadas com a transição de fase e a expansão térmica durante o arrefecimento podem fazer com que o produto final dos revestimentos do tipo $CaPO_4$ seja mais ou menos reabsorvível. Além disso, as categorias originais de reabsorvível vs. não reabsorvível para estes materiais devem ser cuidadosamente ponderadas em função da dimensão das partículas, da porosidade, da estrutura química e das condições de exposição ambiental.

As características de dissolução das cerâmicas bioactivas foram determinadas tanto para as partículas como para os revestimentos. Em geral, a solubilidade é maior para o TCP do que para a HA. Cada aumento é relativo ao aumento da área de superfície por unidade de volume (porosidade) e os perfis de solubilidade da cerâmica $CaPO_4$ dependem do ambiente (pH, movimento mecânico, etc.).

Se considerarmos uma química uniforme do material, quanto maior for o tamanho da partícula, mais tempo o material permanecerá num local de aumento. Assim, as partículas de 75 μm serão reabsorvidas mais rapidamente do que as partículas de 3000 μm. Além disso, a porosidade do produto tem impacto na taxa de reabsorção. Tofe et al referiram a porosidade de fosfatos de cálcio densos, macroporosos e microporosos. Alguns dos HA densos não têm qualquer macro ou microporosidade no interior das partículas. A taxa de reabsorção mais longa ocorreu com o tipo de HA densa não porosa porque os osteoclastos só podem atacar a superfície e não conseguem penetrar no material não poroso. Os fosfatos de cálcio macroporosos (como a HA coralina) demonstraram poros de 100 μm ou 500 μm, que compunham 15% ou mais do volume total do material. Foi encontrada uma porosidade mínima no material a granel de HA que rodeava os poros grandes. As apatitas microporosas têm frequentemente a sua origem em osso bovino ou humano. A porosidade observada nestes materiais é de aproximadamente 5 μm ou menos e compõe menos de 28% do volume total. Os poros ou orifícios são regiões onde os componentes sanguíneos e os materiais orgânicos podem residir quando colocados no osso e representam as regiões onde existia material vivo antes da explicação e do processamento do material de implante. Quanto maior for a porosidade, mais rápida será a reabsorção do material de enxerto. Por exemplo, a observação clínica mostra que as formas cristalinas densas de HA podem durar mais de 15 anos no osso, a macroporosa 5 anos e a HA microporosa apenas 6 meses (Fig. 8.3).

A cristalinidade da HA também afecta a taxa de reabsorção do material. A estrutura altamente cristalina é mais resistente à alteração e à reabsorção. Um produto amorfo tem uma estrutura química que é menos organizada no que diz respeito à estrutura atómica. Os tecidos duros ou moles do corpo são mais capazes de degradar os componentes e reabsorver as formas amorfas dos materiais de enxerto. Assim, verifica-se que as formas cristalinas de AH são muito estáveis a longo prazo em condições normais, ao passo que as estruturas amorfas são mais susceptíveis de apresentar reabsorção e suscetibilidade à degradação enzimática ou mediada por células. Por conseguinte, em geral, quanto menos cristalino for o material, mais rápida será a sua taxa de reabsorção. A pureza dos substitutos ósseos de HA também pode afetar a taxa de reabsorção. A reabsorção do substituto ósseo pode ser mediada por células ou por soluções. A reabsorção mediada por células requer processos associados a células vivas para reabsorver o material, semelhante ao processo de modelação/remodelação do osso vivo, que demonstra o processo acoplado de reabsorção/formação. Uma reabsorção mediada por solução permite a dissolução do material por um processo químico. As impurezas ou outros compostos nas cerâmicas bioactivas, como o carbonato de cálcio, permitem uma reabsorção mediada por solução mais rápida, o que aumenta a porosidade do substituto ósseo. Assim, embora a HA coralina não demonstre microporos ao longo dos orifícios maiores, a HA pode ter carbonatos incorporados no material, o que acelera o processo de reabsorção. O pH na região em que os substitutos ósseos são colocados também afecta a taxa de reabsorção. Quando o pH diminui (por exemplo, devido a inflamação crónica ou infeção), os componentes do osso vivo, principalmente os fosfatos de cálcio, são reabsorvidos por um processo mediado por solução (ou seja, tornam-se quimicamente instáveis).

Os revestimentos $CaPO_4$ não são condutores de calor e eletricidade. Este facto pode proporcionar um benefício relativo para implantes dentários revestidos, onde podem ser incluídas misturas de materiais condutores na reconstrução protética global. Em combinação com a cor (esbranquiçada), estas propriedades são consideradas vantajosas.

Na maioria das aplicações no osso, as solubilidades são mais elevadas durante as primeiras semanas, diminuindo depois com a exposição contínua in vivo e a aposição de estruturas mineralizadas. No entanto, alguns investigadores mostraram situações em que a reabsorção osteoclástica removeu zonas localizadas de revestimentos de $CaPO4$. Este facto levanta questões interessantes sobre a estabilidade in vivo a longo prazo. Até à data, os resultados clínicos têm sido favoráveis e as aplicações alargadas têm continuado.

Situação atual e tendências de desenvolvimento

As cerâmicas $CaPO_4$ provaram ser um dos biomateriais de alta tecnologia mais bem sucedidos que evoluíram nas últimas décadas. As suas propriedades vantajosas apoiam fortemente a expansão das aplicações clínicas e a melhoria dos perfis de biocompatibilidade para utilização em implantes cirúrgicos.

No âmbito do tema geral da nova geração de biomateriais quimicamente (ligação aos tecidos) e mecanicamente (propriedades não uniformes e multidireccionais) anisotrópicos, as cerâmicas $CaPO4$ poderão ser as superfícies biomateriais de eleição para muitas aplicações de dispositivos.

Compostos de carbono e carbono-silício

Os compostos de carbono são frequentemente classificados como cerâmicas devido à sua inércia química e ausência de ductilidade; no entanto, são condutores de calor e eletricidade. As vastas aplicações em dispositivos cardiovasculares, os excelentes perfis de biocompatibilidade e os módulos de elasticidade próximos dos do osso resultaram em ensaios clínicos destes compostos em próteses dentárias e ortopédicas. Um sistema de substituição de raízes em duas fases (Vitredent) era bastante popular no início da década de 1970. No entanto, uma combinação de limitações de design, material e aplicação resultou num número significativo de falhas clínicas e na subsequente retirada deste dispositivo do uso clínico

As substâncias cerâmicas e carboníticas continuam a ser utilizadas como revestimentos em materiais metálicos e cerâmicos. As vantagens dos revestimentos incluem a fixação de tecidos; componentes que são normais em ambientes fisiológicos; regiões que servem de barreiras à transferência de elementos, calor ou fluxo de corrente eléctrica; controlo da cor e oportunidades para a fixação de biomoléculas activas ou compostos sintéticos. As possíveis limitações relacionam-se com as propriedades de resistência mecânica ao longo da interface substrato-revestimento; biodegradação que poderia influenciar negativamente a estabilidade dos tecidos; alterações dependentes do tempo nas características físicas; resistência mínima a procedimentos de raspagem ou arranhadura associados à higiene oral; e suscetibilidade a metodologias normais de manuseamento, esterilização ou colocação. As comunidades de investigação e desenvolvimento têm vindo a desenvolver utilizações mais alargadas para os implantes dentários revestidos à superfície.

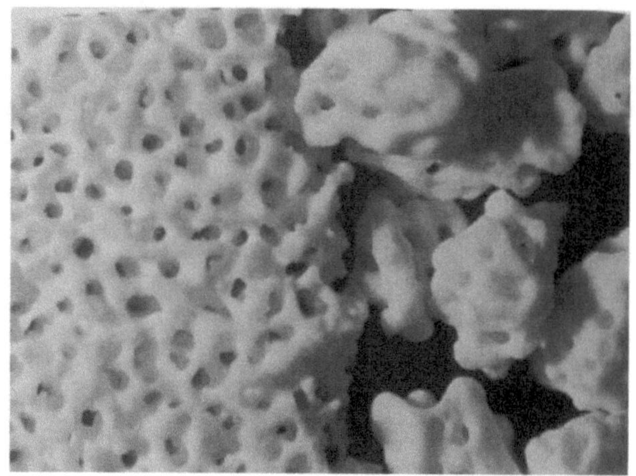

Fig 8.1

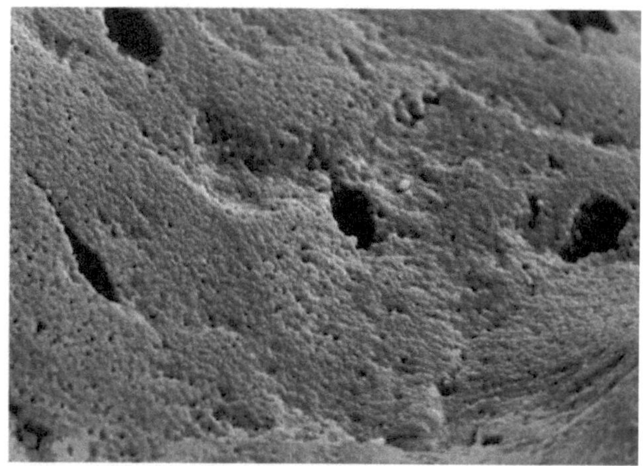

Fig 8.2

Solubility
(Function of porosity)
70%
28%
15%
<1%
Porosity
Dense HA
Macroporous 3-5 years
Microporous <2 years
Microporous <1 year
Resorption rate

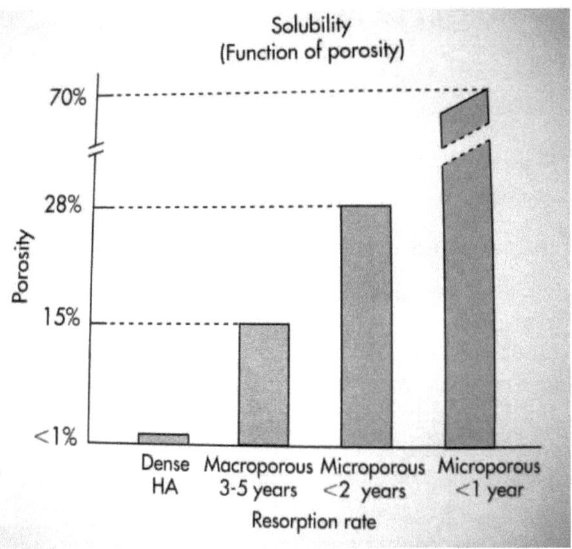

Fig 8.3

POLÍMEROS E COMPÓSITOS

A utilização de polímeros sintéticos e compósitos continua a expandir-se para aplicações biomateriais. Os polímeros reforçados com fibras oferecem vantagens na medida em que podem ser concebidos para corresponder às propriedades dos tecidos, podem ser anisotrópicos no que respeita às características mecânicas, podem ser revestidos para fixação aos tecidos e podem ser fabricados a um custo relativamente baixo. Prevêem-se aplicações futuras alargadas para os sistemas de implantes dentários, para além das inserções para amortecer as transferências de força, como as utilizadas nos sistemas IMZ (Interpore Inc.) e Flexiroot (Interdent Corp.), à medida que o interesse continua na combinação de compósitos sintéticos e biológicos.

Polímeros estruturais biomédicos

Os biomateriais poliméricos mais inertes incluem o politetrafluoroetileno (PTFE), o politereftalato de etileno (PET), o polimetacrilato de metilo (PMMA), o polietileno de peso molecular ultra-elevado (UHMW-PE), o polipropileno (PP), a polissulfona (PSF) e o polidimetilsiloxano (PDS, ou borracha de silicone (SR)). Estes estão resumidos no Quadro 9.110.

Tabela 9.1 Propriedades de engenharia dos polímeros

Engineering Properties of Polymers (Some Medical Grades)*		
Material +	Modulus of elasticity Gpa (Psi x 10^5)	Ultimate tensile strength Mpa (ksi)	Elongation to fracture (%)
PTFE	0.5-3 (0.07-4.3)	17-28 (2.5-4)	200-600
PET	3 (4.3)	55 (8)	50-300
PMMA	3 (4.3)	69 (10)	2-15
PE	8 (1.2)	48 (7)	400-500
PP	9 (1.3)	35 (5)	500-700
PSF	3.5 (5)	69 (10)	20-100
SR	0.1 (0.014)	5 (1.1)	300-900
POM	3 (4.3)	70 (10.1)	10-75

*As propriedades dos polímeros apresentam uma vasta gama, dependendo do processamento e da estrutura. Estes valores foram retirados de tabelas gerais. GPa, GigaPascal; psi, libras por polegada ao quadrado' MPa, megaPascal;ksi, mil libras por polegada ao quadrado.

PTFE, politetrafluoroetileno; PET, politereftalato de etileno; PMMA, polimetilmetacrilato; PE, polietileno; PP, polipropileno; polipropileno; PSF, polilisulfona; SR, borracha de silicone; POM, polioximetileno (inserção IME).

Em geral, os polímeros têm resistências e módulos elásticos mais baixos e alongamentos mais elevados até à fratura, em comparação com outras classes de biomateriais. São isolantes térmicos e eléctricos e, quando constituídos como um sistema de elevado peso molecular sem plastificantes, são relativamente resistentes à biodegradação. Em comparação com o osso, a maioria dos polímeros tem módulos elásticos mais baixos, com magnitudes mais próximas das dos tecidos moles.

Esperava-se que a sua flexibilidade imitasse o micromovimento do ligamento periodontal e possivelmente permitisse a ligação com os dentes naturais[34]. No entanto, a capacidade dos implantes flexíveis para transferir o stress de forma mais favorável para o osso foi comparada com a dos implantes rígidos, não tendo sido encontradas diferenças estatísticas[35]. As propriedades mecânicas inferiores, a falta de adesão a tecidos vivos e as reacções imunológicas adversas eliminaram a aplicação destes materiais como camada de revestimento[36]. Atualmente, os materiais poliméricos estão limitados ao fabrico de componentes de absorção de choque incorporados nas supra-estruturas suportadas pelos implantes. As indicações para o PTFE cresceram exponencialmente na última década devido ao desenvolvimento de membranas para técnicas de regeneração tecidular guiada. No entanto, o PTFE apresenta uma baixa resistência aos fenómenos de abrasão e desgaste por contacto.[10]

Compósitos

Continuam a ser introduzidas combinações de polímeros e outras categorias de biomateriais sintéticos. Vários dos polímeros mais inertes foram combinados com partículas ou fibras de carbono, óxido de alumínio, hidroxiapatite e cerâmica de vidro. Alguns são porosos, enquanto outros são constituídos por formas estruturais compostas sólidas.

Nalguns casos, os polímeros biodegradáveis, como o álcool polivinílico (PVA), os polilactidos ou glicolidos, os cianoacrilatos ou outras formas hidratáveis, foram combinados com partículas ou fibras biodegradáveis de $CaPO_4$. Estes são destinados a andaimes estruturais, placas, parafusos ou outras aplicações do género. A biodegradação de todo o sistema, depois de os tecidos se terem reformado e remodelado adequadamente, permitiu o desenvolvimento de procedimentos significativamente vantajosos, como o aumento ósseo e a reparação de defeitos peri-implantares.

Em geral, os polímeros e os compostos de polímeros são especialmente sensíveis às técnicas de esterilização e manuseamento. Se se destinarem a ser utilizados em implantes, a maioria não pode ser esterilizada com vapor ou óxido de etileno. A maioria dos biomateriais poliméricos tem propriedades de superfície electrostáticas e tende a acumular pó ou outras partículas se for exposta a ambientes de ar semicilíndrico.

Uma vez que muitos podem ser moldados por corte ou autopolimerização in vivo (PMMA), deve ter-se o máximo cuidado para manter as condições de qualidade da superfície do implante. Os polímeros porosos podem ser deformados por deformação elástica, o que pode fechar regiões abertas destinadas ao crescimento de tecidos. Além disso, a limpeza de polímeros porosos contaminados não é possível sem um ambiente laboratorial. A este respeito, o talco ou o amido nas luvas cirúrgicas, o contacto com uma toalha ou gaze ou o toque em qualquer área contaminada devem ser evitados em todos os biomateriais.

A experiência de longo prazo, os excelentes perfis de biocompatibilidade, a capacidade de controlar as propriedades através de estruturas compósitas e as propriedades que podem ser alteradas para se adequarem à aplicação clínica tornam os polímeros e os compósitos excelentes candidatos para aplicações de biomateriais, como se pode verificar pela constante expansão das aplicações desta classe de biomateriais.

Inserções e elementos intramóveis

Os módulos de elasticidade relativamente baixos (em comparação com os metais e a cerâmica), os elevados alongamentos até à fratura e a resistência inerente resultaram na utilização de polímeros seleccionados para conectores ou espaçadores interposicionais para implantes dentários. Um sistema popular de inserção de polímero foi incluído na Tabela 9.1 para efeitos de referência geral. A limitação mais significativa tem sido a resistência dos materiais poliméricos aos fenómenos de fluência e fadiga de cargas cíclicas. Os sistemas de transferência recuperados, em algumas recuperações clínicas, mostraram deformação plástica significativa e fratura. Embora o desejo de obter um efeito de amortecimento de tensões pareça bem fundamentado, o desempenho inadequado a longo prazo dos materiais e o elevado tempo e custo associados à manutenção destes dispositivos limitaram o seu campo de aplicação a alguns sistemas e são menos utilizados atualmente do que durante a última década.

SUPERFÍCIES DE IMPLANTES

Albrektsson et al[37] definiram a osteointegração como um contacto direto entre o osso vivo e o implante ao nível do microscópio de luz. Sugeriu seis factores como pré-requisitos para estabelecer uma osteointegração fiável: material do implante, desenho do implante, qualidade da superfície, estado do osso, técnica cirúrgica e condições de carga do implante. O papel das propriedades do material na obtenção de um desempenho clínico bem sucedido a longo prazo está relacionado com o tipo de condições do tecido local e com as necessidades clínicas. Para a maioria dos materiais implantados a longo prazo no osso, a inércia de um material é normalmente a caraterística preferida.

As propriedades da superfície dos materiais são consideradas decisivas para a resposta dos tecidos em associação com os materiais. Os aspectos da superfície dos materiais podem ser destacados por várias razões:

- A superfície do material é diferente do material a granel. As técnicas tradicionais de análise das propriedades do material a granel são, portanto, diferentes das utilizadas para a caraterização da superfície.

- A superfície do material é reactiva. Os átomos não têm ligações estabilizadoras com os átomos vizinhos. A superfície tende a minimizar a sua energia de superfície para proporcionar estabilidade. Por exemplo, a contaminação das superfícies reduz a energia interfacial.

- O contacto entre as superfícies dos materiais de implante e os componentes biológicos, como as proteínas e as células, e o resultado deste contacto (adsorção de proteínas, reacções em cascata e comportamento celular) dependem muito das propriedades da superfície do material.

- A caraterização de superfícies utilizando técnicas sensíveis à superfície revelou uma série de parâmetros que podem descrever as propriedades da superfície, incluindo a composição química, a estrutura, a rugosidade, a molhabilidade, a electro-ótica e a mecânica.

A correlação entre as propriedades da superfície do material e os processos biológicos é um tópico-chave para a investigação futura, visando, em última análise, a engenharia das características da superfície para reacções biológicas específicas e desejadas.

Características importantes da superfície[18,19]

Duas categorias de características da superfície são normalmente citadas como sendo importantes para determinar as respostas dos tecidos. Uma categoria inclui as características topográficas ou morfológicas. A outra categoria inclui as propriedades químicas ou físico-químicas. Como será discutido, o estudo independente das propriedades topográficas e químicas é confuso porque os métodos utilizados para alterar a morfologia da superfície conduzem frequentemente a alterações na química da superfície. Alguns investigadores incluem as propriedades mecânicas da superfície como sendo importantes. Isto difere da mecânica interfacial, que se sabe afetar a integração dos implantes dentários. Por exemplo, o efeito adverso do micromovimento excessivo é conhecido. No entanto, o papel das propriedades mecânicas da superfície do implante é largamente desconhecido. Uma fraca resistência ao desgaste pode gerar resíduos de partículas e tensões residuais elevadas podem causar a libertação de iões metálicos. Ambos podem afetar o comportamento das células e dos tecidos.

Na procura de métodos para alterar as características da superfície de modo a melhorar o desempenho do implante, tem sido dada muita atenção às alterações da rugosidade e da química da superfície. Estas alterações podem, por exemplo, melhorar a interação com os tecidos duros e moles e reforçar as características para suportar cargas. Como indicado, a interação mecânica entre o osso e as superfícies com textura pode levar à osteointegração e as interacções químicas podem levar à osteocoalescência. O bloqueio mecânico macroscópico pode proporcionar a fixação inicial do implante, dando tempo para as reacções superficiais que conduzem à ligação química.

Topografia da superfície

A topografia da superfície está relacionada com o grau de rugosidade da superfície e com a orientação das irregularidades da superfície. A simples descrição das superfícies como "rugosas" ou "lisas" não é suficiente.

Os dados disponíveis de estudos em animais e a informação emergente de investigações em humanos sugerem que uma topografia de superfície melhorada para além de uma superfície maquinada está associada a um maior contacto osso-implante e a uma maior interligação biomecânica com o osso[38] . Atualmente, existe uma ausência promissora de dados de sobrevivência negativos, complicações relatadas e eventos adversos para o tratamento de pacientes com implantes com topografia de superfície melhorada. As provas clínicas emergentes demonstram que a modificação topográfica dos implantes de titânio comercialmente puro conduz a um melhor comportamento ósseo nos implantes endósseos.

As superfícies lisas de metal, cerâmica ou polímero dos implantes ortopédicos ou dentários promovem um encapsulamento fibroso espesso que pode limitar - ou impedir - a fixação óssea, enquanto as superfícies rugosas do mesmo material promovem uma integração óssea íntima[39] . As superfícies rugosas aumentam a fixação das plaquetas e as aderências do coágulo de fibrina, melhorando a estabilidade das interfaces implante-tecido durante a formação da matriz de colagénio e a contratura durante a cicatrização de feridas. A rugosidade também afecta a diferenciação, a resposta a mediadores biológicos e os factores reguladores produzidos pelas células ósseas in vitro. As células têm de se fixar para se espalharem e a proliferação é estimulada pelo espalhamento. A rugosidade, no entanto, inibe a disseminação. Em vez disso, leva as células aderentes a um estado de diferenciação mais avançado. A proliferação e a diferenciação estão inversamente relacionadas. O desafio é encontrar o equilíbrio entre estes dois fenómenos concorrentes, proporcionando uma rugosidade suficiente para as células se fixarem e promovendo simultaneamente a disseminação das células.

Vantagens do aumento da rugosidade da superfície em implantes de titânio cp[38] :

(1) aumento da área de superfície do implante adjacente ao osso, (2)

melhor fixação das células à superfície do implante, (3) maior presença de osso na superfície do implante, (4) maior interação biomecânica do implante com o osso.

Vantagens clínicas actuais documentadas para implantes de superfície rugosa:

Mantém uma garantia de biocompatibilidade, aumenta a estabilidade primária, melhora a osteogénese, mantém o osso formado no implante e assegura a saúde da mucosa peri-implantar. A manutenção das vantagens do titânio cp como biomaterial e as características de macrodesign de um parafuso para proporcionar estabilidade primária garantem que a formação óssea ocorrerá na ausência de bloqueios inflamatórios ou mecânicos à osteogénese. Investigações pré-clínicas indicaram que o aumento da rugosidade da superfície resulta num maior contacto osso-implante que é mensurável por RFA.

A avaliação quantitativa é importante para comparar superfícies preparadas utilizando diferentes métodos. Conforme revisto por Wennerberg e Albrektsson[40] , estão disponíveis vários métodos para medir a rugosidade da superfície e podem ser calculados mais de 150 parâmetros para caraterizar a topografia da superfície. Os parâmetros podem refletir a altura vertical das características da superfície, o espaço horizontal entre as características ou uma combinação de altura e informação espacial (ou seja, parâmetros híbridos). Muitos relatórios fornecem apenas um parâmetro quantitativo. O parâmetro mais comummente indicado é Ra, a média aritmética dos desvios do perfil de rugosidade em relação à linha média. Outros parâmetros que podem ser encontrados com alguma frequência são R_q, que é a média da raiz quadrada média, e R_{max} (ou R_y), que é a altura máxima do pico ao vale encontrada durante uma varredura. Os parâmetros tridimensionais também podem ser calculados.

A escala das características da superfície também deve ser considerada. O implante comum, com rosca, em forma de raiz serve como um bom exemplo. O passo da rosca pode ser da ordem dos 1000 µm e a profundidade da rosca da ordem dos 300 µm. As células, no entanto, têm 1 a 100 µm e as proteínas têm cerca de 0,001 a 0,01µm. Uma vez que as características relevantes da superfície abrangem seis ordens de grandeza em tamanho, desde as escalas macro, micro e nano, a avaliação exaustiva da topografia requer diferentes métodos, desde a microscopia ótica de luz até às técnicas de sonda de varrimento. Por exemplo, a microtopografia faz com que as células osteoblásticas segreguem factores que aumentam a diferenciação e altera as suas respostas aos factores osteogénicos, diminuindo simultaneamente a formação e a atividade dos osteoclastos. Embora os estudos in vitro demonstrem que os nanomateriais podem afetar as respostas celulares, a influência dos materiais nanoestruturados no comportamento dos tecidos in vivo permanece desconhecida.

Os implantes com superfícies lisas (ou seja, $S_a < 0,2$ µm) não são utilizados principalmente porque esses implantes apresentam uma fraca interação com os tecidos, tanto moles como duros[18] . As superfícies lisas e polidas apresentam uma fraca integração mecânica com o osso porque, sem irregularidades na superfície, essas superfícies não oferecem resistência às forças mecânicas na interface osso-implante. Para além disso, as superfícies muito lisas podem permitir o crescimento epitelial e estão associadas a bolsas peri-implantares mais profundas.

Os implantes acabados à máquina (ou seja, torneados), como os implantes Branemark System (Nobel Biocare, Zurique, Suíça), têm um historial substancial de utilização na clínica. Embora possam parecer macroscopicamente lisos, os implantes têm uma rugosidade baixa, na ordem dos 0,5 a 1 μm. Com uma seleção cuidadosa dos pacientes e dos locais anatómicos, uma técnica cirúrgica meticulosa e uma carga retardada, este sistema tem demonstrado excelentes taxas de sobrevivência. Na mandíbula, o sucesso aos 5 a 8 anos excedeu os 99% e foi de aproximadamente 85% na maxila.

Apesar de estar documentado que os implantes Branemark têm um bom desempenho em humanos, continuam a ser desenvolvidos implantes com diferentes características de superfície na tentativa de aumentar o grau e a taxa de osseointegração para permitir uma carga precoce e imediata, e para promover a integração em locais anatómicos com má qualidade óssea ou quantidade óssea insuficiente para implantes convencionais. Devido à evidência experimental e clínica de uma melhor integração com os tecidos, os implantes com superfícies mais rugosas são atualmente alvo de maior atenção.

Tabela 10.1 Características das diferentes superfícies de implantes [19]

Characteristics of Different Implant Surfaces			
Roughness (S_a)	Clinical Usage	Potential benefits	Potential risks
0.0-0.4 μm ("smooth")	Abutments, certain "machined" experimental implants	None, if used for bone anchorage	Too smooth for proper osseointegration
0.5-1.0 μm ("minimally rough")	Turned implants, Osseotite, most implants used before 1995	Longest clinical documentation of all implants	Less forgiving for untrained surgeons
1.0-20.0 μm ("moderately rough")	Tioblast, SLA, TiUnite, Frialit-2, most implants of today	Stronger bone response, tendency to better clinical results than turned implants	Many, but not all, designs have only short clinical follow-up
> 2.0 μm ("rough")	Plasma-sprayed titanium, hydroxyapatite-coated implants	Positive 5-year documentation reported	Increased incidence of peri-implantitis reposted in two studies

As superfícies "moderadamente rugosas" são descritas como tendo Sa entre I e 2 μm, enquanto as superfícies "rugosas" têm um Sa superior a 2 μm. Os métodos utilizados para aumentar a rugosidade, no entanto, tendem frequentemente a alterar a química da superfície, bem como a sua textura. As superfícies rugosas estão associadas a uma maior resistência interfacial, medida, por exemplo, por ensaios de binário inverso (ou de remoção)[18] . As experiências também indicaram uma taxa mais rápida e um grau mais elevado de formação óssea para implantes mais rugosos do que para implantes com superfícies torneadas. No entanto, as superfícies mais rugosas não são necessariamente melhores. Isto aplica-se tanto às respostas dos tecidos duros como dos tecidos moles. As superfícies com rugosidade intermédia (ou seja, S_a -1,5 μm) têm índices de contacto osso-implante mais elevados. Para além disso, as superfícies rugosas favorecem a acumulação de placa bacteriana, o que pode levar a peri-implantite e falha do implante, se essa porção da superfície do implante ficar exposta ao ambiente oral.

Termos como *orientação por contacto* e *rarofilia* têm sido utilizados para descrever a interação de células e tecidos com superfícies texturadas. O primeiro refere-se à orientação direcional proporcionada por um substrato[18] . Este fenómeno tem sido amplamente estudado em culturas celulares, expondo as células a substratos microfabricados com ranhuras de várias dimensões, mas tem também implicações práticas e clínicas. O melhor exemplo é a colocação de ranhuras circunferenciais num implante dentário para evitar o crescimento epitelial. *Rugofilia* significa literalmente "amante da aspereza". Enquanto alguns tipos de células se acumulam em superfícies lisas, outros, como os macrófagos, preferem superfícies rugosas.

Os materiais porosos são exemplos de rugosidade superficial extrema. Esses materiais têm sido utilizados para permitir o crescimento de tecidos em implantes para melhorar a integração, particularmente em ortopedia para substituições totais de articulações. Os primeiros trabalhos com cerâmicas bioinertes mostraram que eram necessários poros com dimensões superiores a 100 μm para o crescimento de tecido mineralizado. Os poros na gama de 40 a 100 μm permitiam a formação de osteoide, e apenas o tecido fibroso estava presente em poros de 5 a 15 μm. A importância de poros superiores a 100 μm também foi demonstrada para implantes metálicos. Trabalhos mais recentes com materiais bioactivos indicam que o osso pode crescer em poros mais pequenos e que o tamanho e a densidade de volume das interligações são importantes devido à necessidade de circulação sanguínea e de troca de líquidos extracelulares. As interconexões com 20 μm suportaram o crescimento de células e a formação de tecido condroide, mas o osso formou-se quando as interconexões eram superiores a 50 μm. Um exame recente por microscopia eletrónica de implantes retirados de seres humanos parece mostrar osso em pequenos poros superficiais com diâmetros de cerca de 2 μm. Estas aparentes discrepâncias confirmam a natureza complexa e multifatorial das interacções tecido-implante.

Química da superfície

O titânio comercialmente puro (cpTi) e a liga Ti-6Al-4V são os materiais de implante dentário mais utilizados, embora estejam a ser desenvolvidas novas ligas contendo nióbio, ferro, molibdénio, manganês e zircónio. Estes materiais são dominantes devido à sua combinação de propriedades mecânicas e biocompatibilidade. A biocompatibilidade é atribuída à camada de óxido estável, principalmente dióxido de titânio (TiO_2), que se forma espontaneamente quando o titânio é exposto ao oxigénio. Esta reação converte o metal de base num material cerâmico que passiva química e eletricamente o implante. Os fabricantes podem também mergulhar os implantes em soluções ácidas para aumentar a formação da película de óxido passivante. Dependendo do método de preparação e esterilização, os implantes de cp Ti têm uma espessura de óxido de 2 a 6 nm. Esta superfície de biomaterial interage com água, iões e numerosas biomoléculas após a implantação. A natureza destas interacções, tais como a hidroxilação da superfície de óxido por adsorção dissociativa de água, a formação de uma dupla camada eléctrica e a adsorção e desnaturação de proteínas, determinam a forma como as células e os tecidos respondem ao implante. A energia da superfície, a carga da superfície e a composição da superfície são algumas das características físico-químicas que podem ser manipuladas para afetar a interação dos implantes com as células e os tecidos.

O tratamento por descarga luminescente é um processo no qual os materiais são expostos a gás inerte ionizado, como o árgon. Durante as colisões com o substrato, as espécies de alta energia "limpam" os contaminantes da superfície, insaturando assim as ligações superficiais e aumentando a energia da superfície. Esta energia de superfície mais elevada irá então influenciar a adsorção de biomoléculas, o que, por sua vez, afecta o comportamento subsequente das células e dos tecidos. Baier et al especulam que as superfícies de elevada energia aumentam a adesão dos tecidos[41] . No entanto, não foi demonstrada uma melhoria das interacções com o osso. Uma forma prática de medir a energia da superfície é através de medições do ângulo de contacto, um método utilizado para determinar a molhabilidade[19] . Trakol Mekayarajjananonth e Sheldon Winkler[42] referiram que a preparação da superfície dos implantes afectava a molhabilidade.

Considerando o papel das interacções electrostáticas em muitos eventos biológicos, foi proposto que as superfícies carregadas favorecem a integração dos tecidos[18] . No entanto, foram registados resultados contraditórios, uma vez que se verificou que tanto as superfícies com carga positiva como negativa facilitam a formação de osso. Os revestimentos de fosfato de cálcio têm sido extensivamente investigados devido à sua semelhança química com o mineral ósseo e, embora a sua popularidade tenha aumentado, a sua utilização tem permanecido controversa. As preocupações surgiram devido a problemas como a dissolução e a fissuração dos revestimentos, bem como a separação dos revestimentos dos substratos metálicos, fenómeno designado por delaminação.

Métodos de texturização de superfícies

Os métodos de alteração da textura da superfície podem ser classificados como ***ablativos/subtractivos*** ou ***aditivos***. Os métodos ablativos removem material da superfície. Os métodos comuns para a ablação de superfícies de implantes dentários incluem o jato de areia, o ataque ácido e o jato de areia seguido de ataque ácido.

Os métodos aditivos incluem a pulverização de plasma de titânio e o revestimento de hidroxiapatite.

A ***superfície jacteada*** é obtida através do tratamento da superfície com um jato de ar e abrasivos durante um determinado período de tempo e sob pressão controlada. São utilizados vários materiais como abrasivos, por exemplo, *óxido de alumínio (Al2O3)*, com partículas de 25 a 250 μm. O diâmetro das partículas utilizadas parece ser um fator importante[43].

Wennerberg e colaboradores[44] relataram que a percentagem de contacto osso-implante (BIC) foi maior na superfície jateada com partículas de 25 μm em comparação com a superfície jateada com partículas de 250 μm, e também que a resposta inflamatória foi maior nos implantes tratados com partículas de maior diâmetro. Este facto poderá ser o resultado do aumento da dispersão iónica correlacionado com o aumento excessivo da rugosidade da superfície.

Num estudo histomorfométrico realizado por Wennerberg e colaboradores, foi comparada a percentagem de contacto ósseo direto em implantes maquinados e jato de areia[43]. Verificaram que a percentagem para esta última era de 62%, em comparação com 50% para a superfície maquinada. No mesmo estudo, as percentagens de contacto ósseo direto foram significativamente maiores para o implante jato de areia com partículas de 25-μm (R_a = 1,16 μm) em comparação com o implante jato de areia com partículas de 250-μm (com R_a = 1,94 μm).Verificou-se também uma correlação positiva entre o contacto ósseo direto e o torque de remoção do implante.

Para evitar o possível risco de a presença de iões de alumínio na superfície do implante poder inibir a mineralização óssea normal, foram utilizadas partículas de dióxido *de titânio (TiO2)* como *material de jato de areia*. Com este método, a superfície do implante é tratada sem a utilização de elementos estranhos.

Gotfredsen et al[45] registaram uma ancoragem óssea significativamente melhor com implantes de parafuso jateados com óxido de titânio (jateados com TiO2) em comparação com implantes maquinados.

Foi descrita uma técnica de *jato de areia* **utilizando partículas de *HA (RBM; Resorbable Blast Material)*.** Esta técnica tem como principal objetivo criar uma superfície rugosa; e se alguma partícula de HA ficar na superfície, não haverá problemas, porque a HA é altamente biocompatível e possivelmente osteogénica.

Piatelli et al[46] relataram uma maior percentagem de contacto do implante ósseo com implantes RBM jateados com areia, em comparação com implantes de titânio maquinados, num estudo experimental em coelhos. As superfícies RBM foram consideradas mais osteocondutoras do que as superfícies maquinadas. Foi encontrado um tipo diferente de crescimento ósseo à volta dos implantes maquinados e dos implantes RBM: no primeiro grupo, o crescimento ósseo foi implantopetal (ou seja, do leito do hospedeiro em direção à superfície do implante), enquanto no segundo grupo o crescimento pareceu ser implantofugal (ou seja, do implante em direção ao leito do hospedeiro). Este facto poderia explicar, juntamente com as propriedades osteocondutoras aparentemente mais elevadas de uma superfície RBM, as percentagens de contacto osso-implante significativamente mais elevadas observadas.

A *técnica de condicionamento ácido* tem sido utilizada com o objetivo de evitar as desvantagens da superfície jacteada, ou seja, a contaminação do titânio pelos materiais utilizados no jato de areia, o tratamento não homogéneo da superfície e o risco de perda do material metálico, o que poderia reduzir a resistência mecânica do implante[43] .

O condicionamento pode ser efectuado através do tratamento da superfície com ácido clorídrico e ácido sulfúrico (HCl/H2SO4) ou com uma mistura de ácido fluorídrico e ácido nítrico (HF 2%/HNO3 10%).

Um estudo de 5 anos efectuado por De Leonardis, Arun K. Garg e Gabriele E. Pecora[47] confirmou que os implantes Minimatic maquinados com ataque ácido proporcionaram resultados de osteointegração previsíveis e apoiou a conclusão de outros relatórios de que os implantes de titânio com uma superfície rugosa podem cumprir os requisitos de Albrektsson et al (1986) para o sucesso do implante.

Sullivan et al[48] também relataram melhorias na ancoragem óssea de implantes de titânio cp e de ligas de titânio quando as superfícies foram tornadas ásperas com gravura química.

Para obter uma ***superfície jacteada e gravada*** numa única fase de tratamento, a superfície é jacteada com materiais de maior diâmetro que resultam numa superfície macroscópica; segue-se um banho numa solução ácida que produz micro-irregularidades e aumenta a área da superfície do implante[43] . Esta segunda fase é efectuada através da solução ácida de ácido clorídrico/sulfúrico ou ácido fluorídrico/nítrico. Apesar de ter sido referido na literatura que o Al O_{23} utilizado no procedimento de decapagem é biocompatível e não interfere com o processo de osteointegração, a fase de decapagem pode ajudar a remover contaminantes da superfície e aumentar a reatividade do metal[49] .

Num estudo realizado por Buser e colaboradores[50] em minipigs, foi comparado o torque de remoção de implantes *jacteados/acidificados* (SLA [jato de areia, grão grande, acidificado]) e implantes maquinados/acidificados. Verificou-se que o torque de remoção dos implantes SLA era significativamente maior.

Um tratamento de superfície *com entalhe duplo* (DE) de implantes de titânio maquinados resultou num aumento de 3,5 vezes na força mecânica de extração em comparação com os controlos de implantes de superfície maquinada não tratados num estudo animal realizado por Baker et al. 1[5]

Park e Davies demonstraram uma maior aglomeração de glóbulos vermelhos e agregação de plaquetas numa superfície DE em comparação com uma superfície maquinada[52] . Hosseini referiu que uma superfície DE permitia uma maior estabilização da fibrina in vitro. Num estudo in vivo, Dziedzic e colaboradores verificaram que o osso que crescia nas câmaras mantinha o contacto com as paredes de titânio quando gravado com características de superfície específicas, ao passo que as superfícies maquinadas de controlo apresentavam um padrão consistente com um levantamento do coágulo da parede, resultando num menor contacto com o osso.

Lazzara e colaboradores, num estudo de implantes divididos, avaliaram a diferença entre as superfícies de titânio maquinado e DE em ambos os lados do mesmo implante em humanos. Demonstraram grandes diferenças, com a superfície DE a mostrar um maior contacto ósseo quando avaliada aos 6 meses.

Numa avaliação histológica da resposta óssea humana precoce a implantes tratados com ácido jato de areia e a implantes maquinados, realizada por Sauro Grassi et al[5] 3, verificou-se que os implantes tratados com ácido jato de areia proporcionam uma melhor resposta do tecido ósseo humano do que os implantes maquinados em condições sem carga, após um período de cicatrização de dois meses.

Numa comparação de 6 estruturas de superfície diferentes, Wilke et al referiram que os parafusos tratados com jato de areia e com ácido com uma superfície rugosa exigiam a remoção de binário mais elevada.

O processo de jato de areia cria uma rugosidade superficial e o processo de acidificação cria uma rugosidade profunda adicional. A rugosidade pode aumentar a adesão das células semelhantes a osteoblastos e parece ter um efeito na configuração e conformação dos pseudópodes celulares, que são importantes na adesão celular.[43] Bowers e colaboradores avaliaram a resposta dos osteoblastos derivados da calvária de rato em diferentes superfícies de titânio[54] . Foi observado um nível significativo de adesão celular nas superfícies rugosas, especialmente naquelas com morfologia irregular. Concluiu-se também que os implantes jactados com areia apresentavam uma oportunidade particular para a fixação celular inicial. Além disso, parece que o jato de areia seguido de um procedimento de condicionamento ácido pode aumentar a rugosidade da superfície do implante, influenciando positivamente a adesão e a proliferação das células. O facto de algumas células poderem ser guiadas para o sulco da superfície lisa, tal como referido por Martin e colaboradores, apoia o conceito de que são sensíveis à microtopografia da superfície. De facto, as propriedades geométricas da superfície têm influência nos componentes do citoesqueleto que são responsáveis pelo crescimento, movimento e adesão celular. Está bem documentado na literatura acima mencionada que as superfícies rugosas estimulam a proliferação e diferenciação celular, aumentando assim a produção de mediadores químicos e factores de crescimento.

As superfícies porosas sinterizadas são produzidas quando os pós esféricos de material metálico ou cerâmico se tornam uma massa coerente com o núcleo metálico do corpo do implante[1]. A ausência de arestas vivas é o que distingue estas superfícies das superfícies rugosas. As superfícies porosas são caracterizadas pelo tamanho e forma dos poros, volume e profundidade dos poros, que são afectados pelo tamanho das partículas esféricas e pelas condições de temperatura e pressão da câmara de sinterização. A profundidade dos poros depende do tamanho das partículas (44 a 150 μm) e da sua concentração por unidade de área, bem como da espessura do revestimento aplicado (normalmente 3.000 μm). Uma profundidade de poro de 150 a 300 μm parece ser o tamanho ideal para o crescimento do osso e o contacto máximo com as paredes do poro. A forma dos poros não parece influenciar o resultado biológico, ao passo que o volume dos poros (% de porosidade) tem de equilibrar de forma crítica os pontos de contacto do metal (resistência do revestimento) com a oportunidade de crescimento ósseo. Story e colaboradores referiram que uma diminuição de 9% na porosidade resultou numa diminuição de 12% no crescimento ósseo 12 semanas após a implantação na mandíbula canina, e a topologia do implante, juntamente com a distribuição porosa, pode influenciar a adaptação do osso trabecular. Os ensaios clínicos de implantes com revestimento poroso demonstraram uma taxa de sobrevivência de 95% aos 4 anos e referiram vantagens do desenho do implante, que incluíam a possibilidade de utilizar comprimentos endósseos mais curtos devido ao aumento de três vezes da área de superfície em comparação com um implante maquinado.

O revestimento por projeção de plasma é um dos métodos mais
comuns de
modificação da superfície

.

A pulverização por plasma é utilizada para a aplicação de *Ti ou HA* em núcleos metálicos com uma espessura de revestimento de 10 a 40 μm para Ti e de 50 a 70 μm para HA. A espessura depende do tamanho das partículas, da velocidade e do tempo de impacto, da temperatura e da distância entre a ponta do bocal e a área da superfície do implante.

As superfícies porosas ou rugosas de titânio foram fabricadas por pulverização de plasma sob a forma de pó de gotículas fundidas a altas temperaturas[10] . A temperaturas da ordem dos 15.000° C, o plasma de árgon é associado a um bocal para fornecer partículas parcialmente fundidas de pó de titânio a uma velocidade muito elevada de 600 m/seg (0,05 a 0,1 mm de diâmetro) projectadas sobre um substrato de metal ou liga. A camada pulverizada por plasma após a solidificação (fusão) tem frequentemente uma espessura de 0,04 a 0,05 mm. Quando examinados ao microscópio, os revestimentos apresentam poros redondos ou irregulares que podem estar ligados entre si (Fig. 10.1). Estes tipos de superfícies foram desenvolvidos pela primeira vez por Hahn e Palich, que relataram o crescimento ósseo em implantes revestidos por pulverização de plasma de pó híbrido de titânio por pulverização de plasma inseridos em animais. Karagianes et al.

avaliaram a adequação do titânio poroso e da liga de titânio para obter características de ligação osso-implante em suínos em miniatura e compararam-na a uma superfície tridimensional. Kirsch efectuou estudos histológicos de amostras de forma de raiz de revestimento de titânio em partículas pulverizadas por chama de plasma (IMZ) implantadas e integradas no osso em cães, tendo sido registada uma integração completa às 6 semanas. Em experiências com animais e estudos histológicos, Schroeder et al. concluíram que as superfícies rugosas e porosas apresentavam uma configuração interconectada tridimensional suscetível de obter uma ligação osso-implante para uma ancoragem estável. Outros estudos em animais concluíram que uma superfície de titânio poroso de vários métodos de fabrico pode "aumentar a área de superfície total (até várias vezes), produzir fixação por osteoformação, melhorar a fixação através do aumento das interacções iónicas, introduzir um sistema de ancoragem físico e químico duplo e aumentar a capacidade de carga em 25% a 30%". Estudos in vitro da fixação de fibroblastos realizados por Lowenberg et al. mostraram uma fixação superior a discos de liga de titânio retificados à superfície em comparação com titânio poroso, mas com uma melhor orientação celular em formas porosas de titânio. Em 1981, Clemow et al mostraram que a taxa e a percentagem de crescimento ósseo na superfície eram inversamente proporcionais à raiz quadrada do tamanho dos poros para tamanhos superiores a 100 μm e que as propriedades de cisalhamento da interface eram proporcionais à extensão do crescimento ósseo. O tamanho ótimo dos poros para o crescimento ósseo foi determinado num estudo de implantes porosos de liga à base de cobalto inseridos em fémures caninos. O tamanho ótimo dos poros foi deduzido a partir das medições da força de fixação máxima. Estas porosidades de superfície variaram entre 150 e 400 μm e correspondem coincidentemente a dimensões de características de superfície obtidas por alguns processos de pulverização de plasma. Além disso, as superfícies porosas podem resultar num aumento da resistência à tração através do crescimento de tecidos ósseos em elementos tridimensionais. Também foram registadas elevadas forças de cisalhamento determinadas pelos métodos de ensaio de torque e uma melhor transferência de força para a área peri-implantar.

Em 1985, na Conferência de Integração Osseo de Bruxelas, o comité de ciências básicas não apresentou resultados que demonstrassem quaisquer diferenças importantes entre as superfícies lisas, rugosas ou porosas no que diz respeito à sua capacidade de alcançar a osteointegração. No entanto, os defensores das preparações de superfícies porosas referiram que houve resultados que demonstraram uma cicatrização inicial mais rápida em comparação com implantes de titânio poroso não revestidos e que a porosidade permite a formação de osso no interior das porosidades, mesmo na presença de algum micromovimento durante a fase de cicatrização. Foi também referido que estas superfícies permitem a colocação bem sucedida de implantes de menor comprimento, em comparação com implantes não revestidos. A teoria básica baseava-se no aumento da área de contacto com o osso. Os relatórios na literatura alertam para a fissuração e a descamação dos revestimentos devido às tensões produzidas pelo processamento a temperaturas elevadas e para o risco de acumulação de material desgastado na zona interfacial durante a colocação de implantes de titânio pulverizado por plasma. Poderá ser indicado restringir o limite dos revestimentos em densidades ósseas mais baixas que causem uma menor transferência de binário por fricção durante o processo de colocação do implante. Além disso, a presente tecnologia permite a ligação metalúrgica dos revestimentos e uma elevada resistência contra a "separação mecânica" do revestimento, com muitos valores de ensaio de revestimento que excedem os requisitos das normas publicadas.

A *incorporação de HA* é outro método industrial amplamente utilizado para modular a superfície do implante. As cerâmicas de HA apresentam uma biocompatibilidade amplamente comprovada, o que provoca irregularidades topográficas superficiais semelhantes às criadas pela aplicação de spray de plasma de titânio. Vários estudos demonstraram um aumento da formação de osso novo nas fases iniciais da osteointegração em torno deste material (embora este não seja um efeito a longo prazo) com o desenvolvimento de uma superfície osteofílica[55] . Assim, a HA é uma das superfícies seleccionadas para utilização quando se pretende obter a máxima formação óssea nas fases iniciais da cicatrização; por exemplo, em osso de baixa qualidade, especialmente osso de Tipo IV (classificação de Lekholm e Zarb), bem como para implantes colocados imediatamente após a extração dentária.

O revestimento de hidroxiapatite por pulverização de plasma foi introduzido na profissão dentária por deGroot[10] . Kay et al mostraram, através de microscopia eletrónica de varrimento (SEM) e análises espectrográficas, que o revestimento de HA pulverizado por plasma podia ser cristalino e oferecer propriedades químicas e mecânicas compatíveis com aplicações de implantes dentários. Block e Thomas mostraram uma formação e maturação óssea acelerada em torno de implantes revestidos com HA em cães, em comparação com implantes não revestidos. O revestimento de HA também pode reduzir a taxa de corrosão das mesmas ligas de substrato. Cook et al[5] [6] mediram a espessura do revestimento de HA após a recuperação de espécimes - inseridos em animais durante 32 semanas e mostraram uma espessura consistente de 50 μm, que se encontra no intervalo recomendado para o fabrico. Foi relatado que o osso adjacente ao implante está mais bem organizado do que com outros materiais de implante e com um maior grau de mineralização. Além disso, numerosos estudos histológicos documentaram a maior área de superfície de aposição óssea ao implante em comparação com implantes não revestidos, o que pode melhorar a biomecânica e a capacidade de carga inicial do sistema.

Foi demonstrado um maior contacto osso-implante e/ou uma estabilidade biomecânica melhorada para implantes revestidos por pulverização de plasma em comparação com implantes de Ti e Ti-6Al-4V não revestidos[57,58] . Os estudos também demonstraram que a ligação da HA ao osso é superior à interface HA-implante[10] . No entanto, os defensores destas superfícies referem a excelente fiabilidade dos implantes revestidos com HA. O resultado mais significativo é o aumento das penetrações ósseas, o que melhora a fixação em áreas de contacto ósseo inicial limitado. No entanto, ainda existem controvérsias e alguns autores alertam para o facto de os revestimentos de HA não representarem necessariamente uma vantagem para o prognóstico a longo prazo do sistema. Os implantes de hidroxiapatite sólida sinterizada demonstraram ser susceptíveis a falhas por fadiga. Esta situação pode ser alterada pela utilização de um revestimento CPC ao longo de substratos metálicos.

Foram descritas **várias técnicas de revestimento**, incluindo a pulverização por chama, a pulverização catódica, o revestimento electroforético, a prensagem isostática a quente e o revestimento em solução[37].

A maioria dos sistemas de implantes disponíveis no mercado são revestidos por uma técnica de pulverização de plasma[10]. Uma hidroxiapatite cristalina em pó é introduzida e derretida pela região quente e de alta velocidade de uma pistola de plasma e projectada para o implante metálico como uma cerâmica parcialmente derretida.

A prensagem isostática a quente (P = 1.000 bar, T = 750°C) resulta na formação de revestimentos de HA altamente densos com uma rugosidade de superfície (Ra) de 0,7 µm e uma resistência de ligação > 62 MPa.[59]

Foi demonstrado que a técnica de projeção por plasma pode alterar a natureza do pó cerâmico cristalino e pode resultar na deposição de uma percentagem variável de fase amorfa.[60]

Um dos problemas é a variabilidade na composição e microestrutura dos implantes orais revestidos a hidroxiapatite, tanto experimentais como disponíveis no mercado.[61]

As características da HA podem desempenhar um papel nas respostas in vivo[52].Gross e colaboradores[61] avaliaram implantes de HA pulverizada de vários fabricantes. Em geral, encontraram 60% a 100%

de cristalinidade, com um local com apenas 40% e com um aspeto fundido e lamelar. Chang e colegas[62] concluíram que 50%, 70% e 90% de cristalinidade não resultaram numa diferença significativa na formação óssea no modelo canino. Embora uma cristalinidade mais elevada possa ajudar a estabilizar a superfície do implante, parece não apresentar qualquer benefício na formação óssea.

Ao revestir os implantes com HA, tanto a rugosidade como a química da superfície são alteradas[18] . A química da superfície é drasticamente alterada de TiO2 para uma cerâmica semelhante ao osso, com potencial para se ligar quimicamente ao osso durante a pulverização por plasma. O HA pode ser transformado noutras formas de fosfato de cálcio com diferentes estruturas cristalinas, como o fosfato beta-tricálcico.

Uma vez que as propriedades químicas dependem da microestrutura, as características de dissolução podem ser bastante diferentes para várias preparações de implantes revestidos[60] .

No entanto, os dados de sobrevivência clínica comunicados para os revestimentos de hidroxiapatite em implantes orais foram semelhantes aos comunicados para o titânio não revestido[63] e a recuperação de implantes revestidos com hidroxiapatite após 10 anos de carga funcional na mandíbula revelou a manutenção do revestimento e um elevado contacto implante-osso[64] .

Jeffcoat et al[6] 5 num ensaio clínico controlado e aleatório de cinco anos compararam o sucesso de implantes de titânio revestidos com HA e maquinados. Os critérios utilizados para avaliar o resultado do implante incluíram a necessidade de perder menos de 2 mm de suporte ósseo ao longo dos cinco anos após a colocação da prótese. Ao longo dos cinco anos, a taxa de sucesso tendeu a favorecer os implantes revestidos com HA.

Glumphy et al[66] registaram uma taxa de sobrevivência cumulativa de 96% aos cinco anos e de 95% aos sete anos de acompanhamento para implantes revestidos com HA.

Num estudo realizado em humanos, Iamoni et al[6 7] colocaram implantes especiais em forma de parafuso que foram semi-revestidos (longitudinalmente) com HA pulverizada com plasma. Cada um dos 4 indivíduos recebeu 2 implantes na área retromolar. Os núcleos ósseos foram excisados ao fim de 1, 3, 6 e 12 meses e analisados histologicamente. O estudo relatou uma "tendência para uma maior percentagem de contacto ósseo em cada período de cicatrização" para os implantes revestidos com HA, embora o número de espécimes não permitisse conclusões definitivas. Uma das preocupações relativamente aos revestimentos de CPC é a força da ligação entre o CPC e o substrato metálico[10] .

Johnson falou pela primeira vez sobre a morbilidade associada aos implantes de HA em 1992[52] . Block e os seus colaboradores mostraram uma taxa de sucesso não mórbida inferior a 65% para implantes revestidos a HA num grande estudo prospetivo que abrangeu mais de 10 anos[68] .

Wheeler relatou taxas de sobrevivência para implantes de HA pulverizados com plasma de apenas 77,8% contra 92,7% para implantes de TPS durante um período semelhante (até 8 anos)[69] . Além disso, os implantes revestidos com HA demonstraram uma tendência para a reabsorção ou separação do revestimento com sequelas clínicas.

Algumas das preocupações associadas aos implantes revestidos com HA foram analisadas por Biesbrock e Edgerton[1] e incluíam a adesão microbiana, a rutura óssea e a falha do revestimento. No entanto, os autores sugeriram que, nos casos em que é necessário um contacto mais rápido e melhorado entre o osso e o implante, como no osso tipo IV, em locais de osso enxertado ou quando são indicados implantes curtos, os implantes revestidos a HA podem ser preferíveis.

Foi demonstrado que a técnica de pulverização por plasma pode alterar a natureza do pó cerâmico cristalino e pode resultar na deposição de uma percentagem variável de uma fase amorfa reabsorvível[10] . Um revestimento denso com uma elevada cristalinidade foi considerado desejável para minimizar a reabsorção in vivo. Além disso, o CPC depositado pode ser parcialmente reabsorvido através da remodelação da interface óssea. Por conseguinte, é sensato fornecer um desenho de subestrutura biomecanicamente sólido que seja capaz de funcionar em condições de suporte de carga para compensar a potencial perda do revestimento de CPC ao longo dos anos. Além disso, os revestimentos de CPC podem reabsorver em áreas infectadas ou de inflamação crónica. Os estudos em animais também mostram reduções na espessura do revestimento após a função in *vivo*. Uma vantagem dos revestimentos de CPC é que podem atuar como um escudo protetor para reduzir a potencial libertação lenta de iões do substrato de Ti-6Al-4V. Além disso, a interdifusão entre o titânio e o cálcio, o fósforo e outros elementos pode melhorar a ligação entre o revestimento e o substrato, acrescentando um componente químico à ligação mecânica.

A introdução do conceito de ***revestimentos finos*** (na gama dos micrómetros e submicrómetros) de $CaPO_4$ nas superfícies dos implantes pode constituir uma abordagem alternativa, proporcionando uma superfície bioactiva para a formação óssea e, possivelmente, para a ligação química, sem aumentar o risco de fragmentação do revestimento[37] . A pulverização magnética, a deposição por laser pulsado e a deposição assistida por feixe de iões representam essas técnicas de preparação. Vários resultados e questões relacionados com os revestimentos finos de CaP04 continuam a ser controversos, contraditórios e, por conseguinte, não resolvidos, incluindo as características óptimas do substrato subjacente, a proporção óptima de CaP04, os efeitos biológicos da natureza amorfa e cristalina dos revestimentos e o destino do revestimento ao longo do tempo. As experiências com animais demonstraram que os revestimentos finos de CaP04, em comparação com superfícies minimamente ou acentuadamente rugosas, estimulam um aumento a curto prazo[70,71,72,73] e a longo prazo[74] da aposição óssea e/ou da resistência biomecânica. Por conseguinte, esta linha de investigação parece prometedora.

Além disso, uma das técnicas mais promissoras para a produção de revestimentos de fosfato de cálcio é a ***abordagem biomimética***, que imita o processo de mineralização do osso. A via biomimética utiliza soluções aquosas supersaturadas com composições iónicas semelhantes às do plasma humano, permite revestir materiais de formas complexas e co-precipitar moléculas biologicamente activas com cristais de apatite em implantes metálicos[75] .

Num ensaio clínico multicêntrico conduzido por Geurs, Jeffcoat, Mc Glumphy, Reddy, Jeffcoat, durante um período de três anos[76] , 120 pacientes desdentados saudáveis receberam 5 ou 6 implantes na mandíbula anterior, tendo sido colocados um total de 634 implantes. Cada paciente recebeu pelo menos 1 implante de cada um dos 3 tipos: rosca de titânio pulverizado com plasma (TPS), rosca revestida com hidroxiapatite (HA) e cilíndrica revestida com HA. Um esquema de aleatorização assegurou a colocação de um número aproximadamente igual de cada tipo de implante e a sua distribuição uniforme pela arcada. Na sua investigação, foi estudada a influência das características da superfície e da geometria no valor de Periotest (PTV) e nas medições da profundidade de sondagem. O Periotest é um instrumento comercialmente disponível, utilizado para quantificar a micromobilidade. Concluiu-se que os implantes revestidos com HA apresentam uma diminuição mais rápida da micromobilidade do que os implantes TPS de geometria idêntica. Estes resultados são qualitativamente consistentes com estudos anteriores que sugerem uma integração mais precoce (se não necessariamente superior) dos implantes revestidos com HA, quando comparados com os controlos TPS.

Roynesdal e colaboradores[77,78], por exemplo, verificaram que os implantes cilíndricos revestidos a HA apresentavam um PTV inferior ao dos implantes com rosca de titânio ou TPS ao fim de 2 anos. No entanto, estas diferenças eram apenas aparentes para os implantes revestidos a HA e para os implantes roscados de titânio. A diferença observada no PTV no início do processo de cicatrização pode resultar de um contacto mais extenso entre o osso e o implante.

Numa comparação histológica de implantes de titânio revestidos com

HA e maquinados, retirados de cães[79] , os primeiros apresentaram uma maior quantidade de contacto implante-osso no início da cicatrização. Este aumento da capacidade de cicatrização foi atribuído à composição química da HA e não à sua microrrugosidade.

Quando comparados com implantes de titânio e TPS, verificou-se também que os implantes revestidos com HA suportam maiores quantidades de binário inverso 6 meses após a colocação em babuínos[80] .

Novaes et al[5] 5, realizaram uma análise histomorfométrica do contacto osso-implante obtido com 4 tipos diferentes de tratamentos de superfície de implantes colocados lado a lado na mandíbula de cães. Os tratamentos de superfície dos implantes utilizados foram: liso (usinado), plasma spray de titânio (TPS), revestimento de hidroxiapatita (HA) e jateamento com partículas solúveis (SBM), sendo que os implantes foram mantidos sem carga por 90 dias. Foram obtidas as seguintes médias para a percentagem de contacto osso-implante: maquinado = 41,7%, TPS = 48,9%, HA =57,9% e SBM = 68,5%. As médias para todos os tratamentos que adicionaram rugosidade à superfície do implante foram numericamente superiores à média encontrada para a superfície maquinada. No entanto, esta diferença foi estatisticamente significativa apenas entre os grupos SBM e superfície maquinada. A superfície tratada com SBM proporcionou um maior contacto osso-implante do que uma superfície maquinada após 90 dias sem carga no modelo de cão.

Estes resultados são semelhantes aos relatados por Weinlaender e colegas[81] , que compararam implantes de titânio cp, TPS e revestidos com HA 12 semanas após a implantação em cães. Os autores encontraram uma quantidade significativamente maior de osso associado a superfícies revestidas com HA em comparação com TPS ou titânio cp. No estudo de Noveas et al, apesar de se terem registado diferenças semelhantes (HA > TPS > maquinado), estas não foram estatisticamente significativas. A superfície SBM, que é jacteada com fosfato tricálcico e posteriormente dissolvida em ácido nítrico, apresentou resultados estatisticamente superiores à superfície maquinada e numericamente superiores às outras 2 superfícies.

É importante perceber que qualquer técnica mecânica aplicada para modificação da superfície pode também levar a alterações das propriedades químicas da superfície[37] . Os estudos actuais que visam a avaliação de implantes com diferentes topografias não devem assumir implicitamente que a topografia é a única variável que controla a resposta biológica. Pelo contrário, quando se comparam diferentes topografias, deve ter-se em conta que a química da superfície também pode ser uma variável[82] .

Os efeitos relacionados com a química da superfície podem atuar para além da topografia da superfície, tornando impossível, sem uma caraterização adequada, fazer afirmações definitivas sobre o papel da topografia por si só[83] .

Embora as técnicas de maquinagem, decapagem e gravura constituam os métodos de produção mais comuns para os implantes orais atualmente disponíveis, surgirão novas técnicas para modificações químicas e topográficas da superfície no domínio dos implantes orais[37]

.

Uma área emergente, ainda em fase experimental, é a utilização da fotolitografia, da modelação por laser, do feixe de electrões e das litografias coloidais para produzir superfícies microfabricadas[21] .

A) Modelação litográfica de superfícies

O princípio básico das técnicas litográficas (Fig. 10.2a) consiste, em primeiro lugar, em cobrir a superfície com uma película sensível à radiação - geralmente um polímero chamado "resistência" - e, em seguida, expor certas áreas da película a um feixe de radiação que modifica as propriedades do polímero nas áreas irradiadas. Este último pode então ser removido por dissolução, deixando um padrão de polímero na superfície que serve de máscara para o tratamento de superfície das áreas não revestidas. O padrão exato na superfície é produzido, por exemplo, iluminando a película de polímero através de uma máscara pré-concebida (no caso da fotolitografia; Fig. 10.2b, à direita) ou orientando o feixe de radiação para as posições desejadas (como na litografia por feixe de electrões; Fig. 10.2b, à esquerda). O tratamento da superfície das áreas onde o polímero foi removido pode ser um simples condicionamento (para criar buracos, ranhuras, etc., de forma e tamanho controlados; Fig. 10.2a, em baixo à esquerda) ou a deposição de camadas (Fig. 10.2a, em baixo à direita) por, por exemplo, evaporação ou monocamadas automontadas. A dimensão mais pequena que pode ser obtida por fotolitografia convencional é de cerca de 0,3 µm, enquanto a litografia por feixe de electrões pode produzir características inferiores a 10 nm, dependendo dos procedimentos de processamento e dos materiais a modelar. Nas Figs. 10.3 e 10.4 são apresentados alguns exemplos de superfícies produzidas por modelação litográfica em diferentes escalas de tamanho. Os elementos maiores, da ordem dos microns, são produzidos por fotolitografia (Fig. 10.3). Uma vez que é possível modelar muitos elementos de uma só vez, este método é rápido e é atualmente utilizado pela indústria microeletrónica para a produção em grande escala de circuitos integrados. A Fig. 10.3 mostra uma superfície micropatenteada de polimetilmetacrilato (PMMA). Os cubos de 5-µm foram criados por gravação por feixe de iões na superfície de PMMA, depois de esta ter sido mascarada por uma película de polímero com padrão. Neste caso, o padrão era uma matriz de quadrados de 5 µm. É possível variar as dimensões e o espaçamento do cubo alterando a definição do padrão (ou seja, a máscara) e o tempo de gravação. Quando estão a ser modeladas características de dimensões mais pequenas, como os nanómetros, devem ser utilizadas fontes de radiação com comprimentos de onda semelhantes aos das dimensões das características pretendidas.

A Fig. 10.4 apresenta um exemplo de cavidades com 20 nm de largura, produzidas por litografia por feixe de electrões e gravação por feixe de iões. Características desta dimensão podem influenciar a adsorção de proteínas à superfície, tanto por razões topográficas como químicas, uma vez que o material no fundo das cavidades, neste caso, é Ni-Cr e tem propriedades químicas diferentes das da superfície de Au circundante. [2]Um inconveniente da litografia por feixe de electrões é o facto de ser lenta (para modelar uma área de 1 cm com características destas dimensões seriam necessárias centenas de horas; além disso, as características são "desenhadas" na superfície uma de cada vez) e muito difícil de executar em superfícies não planas, devido a problemas de focagem. No entanto, devido à necessidade de uma maior miniaturização da microeletrónica, o desenvolvimento tecnológico é muito rápido nesta área, estando já a surgir no mercado equipamento mais rápido.

B) Modelação a laser

Um método totalmente diferente para criar padrões de superfície baseia-se na possibilidade de fazer incidir um feixe de laser intenso em determinados pontos de uma superfície, onde a elevada intensidade do feixe provoca a evaporação do material. Com esta abordagem, podem ser produzidas cavidades até ~ 1 μm, ou seja, na gama de tamanhos de interesse para corresponder às dimensões das células. Através do movimento controlado do feixe (quer utilizando uma ótica inteligente, quer através do movimento da amostra), podem ser criados padrões pré-concebidos. É impraticável modelar uma superfície, por exemplo, um implante dentário inteiro, através da ablação de uma fossa de cada vez. Este problema pode ser contornado através da utilização de uma quinoforma. Uma kinoforma é um elemento ótico difrativo (um componente micro-ótico gerado por computador que utiliza a difração para manipular a luz) que difracta um feixe laser em múltiplos feixes em posições controladas e pré-determinadas. Pode ser utilizado para criar feixes múltiplos e paralelos com igual intensidade em cada feixe. Com uma quinoforma, é possível "maquinar a laser" várias cavidades numa superfície de uma só vez, um exemplo do que é mostrado na Fig. 10.5 (em cima). O padrão da kinoforma pode ser
posicionados e focados em diferentes locais em superfícies complexas, como os flancos de um implante dentário de titânio (mostrado na parte

inferior da Fig. 10.5). As formas das cavidades podem, em princípio, ser escolhidas arbitrariamente. Tal como na fotolitografia, o desvio admissível da altura da superfície da amostra é determinado pela profundidade de focagem da lente na configuração ótica.

C) Técnicas de fabrico com base em coloidais

Um método para aumentar a velocidade de modelação de superfícies com elementos nanométricos é a utilização de partículas coloidais como máscaras litográficas. As partículas coloidais de diferentes materiais podem ser produzidas com distribuições de tamanho monodispersas até aos tamanhos nanométricos. Através do controlo das propriedades da solução em que as partículas coloidais são mantidas, é possível controlar a forma como essas partículas se ligam a uma superfície. É possível, por exemplo, depositar monocamadas de partículas uniformemente distribuídas. A densidade das partículas na monocamada pode ser controlada pela salinidade (Fig. 10.6) e pelo pH da solução. Também podem ser depositadas multicamadas de partículas, constituindo assim uma superfície porosa em que o tamanho dos poros é proporcional ao tamanho das partículas. Estas monocamadas ou multicamadas de partículas depositadas (por exemplo, partículas de óxidos metálicos como SiO_2, TiO_2, partículas de polímeros, etc.) têm interesse como superfícies de biomateriais devido aos padrões topográficos e às porosidades que representam. As partículas coloidais adsorvidas podem também ser utilizadas como modelos ou máscaras para a modelação da superfície subjacente, como ilustrado esquematicamente na Fig. 10.7a. As partículas coloidais podem servir como máscaras de gravura do substrato subjacente (Fig.

10.7a, à esquerda) e também como máscaras de elevação (Fig. 10.7a, à direita). No primeiro caso, o substrato que rodeia as partículas é gravado, deixando as áreas sob as partículas como saliências. No segundo caso, a superfície que envolve as partículas é construída através da deposição de uma película fina sobre a superfície coberta pelas partículas. As partículas são então removidas, e a superfície original subjacente é exposta no local das partículas. Com ambos os métodos, é possível obter simultaneamente nanoarquitectura e propriedades químicas de superfície espacialmente modeladas. A Fig. 10.7b apresenta um exemplo de um substrato coloidal com padrão litográfico (SEM). Foi preparado por meio de partículas de poliestireno (látex) de 110 nm ligadas a uma superfície de ouro. Foi depositada uma camada de óxido de titânio com 8 nm de espessura e as partículas foram removidas por um método de fita adesiva. Isto deixou buracos de 100 nm de diâmetro através da camada de titânio oxidado, com o ouro exposto no fundo dos buracos. Uma das principais vantagens da utilização da litografia coloidal em comparação com outros métodos litográficos é que as formas complexas das amostras com superfícies não planas podem potencialmente ser modeladas com elementos de dimensão nanométrica ou revestidas com camadas nanoporosas.

Dióxido *de titânio* [37]

As qualidades químicas da superfície são importantes para as reacções biológicas que ocorrem após a inserção do biomaterial em tecidos vivos, como o osso. A química da superfície do implante, juntamente com a textura da superfície a nível micro e nanométrico, caracterizará o biomaterial e, dependendo destas qualidades físicas, químicas e bioquímicas, tornará a superfície atractiva para as moléculas e iões biológicos reagirem e iniciarem o processo de osteointegração. O titânio natural ou não modificado é altamente reativo e forma-se espontaneamente uma película de óxido em poucos nanossegundos quando exposto ao oxigénio no ar. Esta película de óxido, constituída por diferentes estados de óxido, é considerada essencial para o desempenho biológico do implante e a estabilidade química deste óxido superficial torna a resistência à corrosão e a capacidade de repassivação do titânio excelentes. Estudos espectroscópicos sugerem que a camada de óxido em implantes dentários de titânio comercialmente puro é amorfa, morfologicamente homogénea e tem uma espessura de aproximadamente 2-17 nm. Com o aumento da espessura, o óxido tornar-se-á cada vez mais cristalino com uma textura correspondente à estrutura do grão do metal oxidado. É a película de óxido formada naturalmente que entra em contacto com o ambiente biológico após uma implantação no osso. A reação biológica que ocorre após esta implantação com iões, proteínas e outras moléculas e células dependerá das qualidades deste óxido. É, portanto, a película de óxido de titânio, com uma espessura de apenas alguns nanómetros, que define as propriedades biológicas dos implantes de titânio que são importantes para a reação de cicatrização e não o titânio metálico em si.

A camada superficial de óxido do titânio possui muitas das qualidades consideradas importantes para uma reação com o osso. O óxido tem uma baixa solubilidade e um ponto isoelétrico entre 3,5 e 6,7. Isto faz com que a superfície tenha apenas uma carga ligeiramente negativa a um pH fisiológico, o que se pensa reduzir a capacidade de formação de cápsulas após a inserção no osso e também se pensa levar a reacções favoráveis com biomoléculas. A constante dieléctrica do dióxido de titânio é comparável à da água, o que torna a sua interação com moléculas carregadas semelhante à da água. O dióxido de titânio também tem baixa ou nenhuma toxicidade e o crescimento de células osteoblásticas em superfícies de titânio cobertas com dióxido de titânio demonstra a "inércia" desta substância.

A película de óxido formada naturalmente estabelece-se rapidamente, mas aumenta lentamente de espessura ao longo do tempo e em condições estáveis. Vários factores, incluindo a temperatura e a humidade, influenciam a taxa e a espessura da formação do óxido e tornam a superfície passiva nos tecidos biológicos.

Modificação do óxido de superfície

O óxido de superfície pode ser modificado utilizando diferentes técnicas, como o **tratamento térmico, a oxidação derivada do gel de sol** e **a oxidação eletroquímica (anódica)**. A interpretação da resposta biológica a estes implantes não é, no entanto, simples. O óxido de superfície é geralmente alterado no que respeita a várias propriedades diferentes e é difícil isolar o papel específico das alterações na química da superfície, cristalinidade, rugosidade da superfície e porosidades em diferentes escalas para a resposta biológica observada.

As **tecnologias de modificação da superfície** que foram introduzidas para controlar as propriedades dos óxidos de superfície são os processos de modificação da superfície baseados em feixes de iões, tais como a implantação de iões, a deposição assistida/aprofundada por feixes de iões, a implantação de iões por fonte de plasma (PSII), a implantação de iões por imersão em plasma (PIII) e a implantação de iões por imersão em fonte de plasma (PSIII)[84] .

A oxidação térmica por tratamento térmico pode causar fragilidade e uma fraca força de adesão entre a camada de óxido e o substrato acima da temperatura crítica de cerca de 500°C. Os implantes processados por sol-gel também mostraram resultados promissores in vivo. Os implantes oxidados electroquimicamente estão atualmente a ser utilizados clinicamente, tendo sido relatado um melhor desempenho experimental e clínico.

Larsson e colaboradores referiram que foi encontrada uma maior percentagem de contacto osso-implante nos implantes com uma superfície mais rugosa, bem como uma camada de óxido mais espessa[85] . Durante a implantação, o Ti liberta produtos de corrosão para os tecidos e fluidos circundantes, apesar de estar coberto por uma película de óxido termodinamicamente estável. Além disso, Healey e Ducheyne afirmaram que a taxa de dissolução passiva do Ti diminuía à medida que a espessura da película de óxido aumentava. Estudos de implantes metálicos recuperados indicaram que a espessura da camada de óxido superficial pode aumentar com o tempo. Este facto pode corroborar os relatos de Taylor e colaboradores de que o Ti reduz os efeitos nocivos dos radicais hidroxilo na decomposição do hialuronano (presumivelmente actuando como um eliminador das espécies reactivas), possivelmente absorvendo-as na sua camada de óxido superficial. Choi e colegas também notaram a maior eficácia na formação óssea da superfície oxidada e jacteada de Ti em relação à superfície gravada e maquinada.

Kim et al realizaram uma análise histomorfométrica dos efeitos dos métodos de tratamento da superfície: jato de areia e oxidação térmica na osteointegração num estudo em animais. A análise histomorfométrica mostrou um maior grau de contacto ósseo com os implantes oxidados após 4 semanas, mas após 12 semanas, não houve diferença significativa entre os grupos jateados e oxidados. Pode postular-se que a oxidação térmica melhorou a formação óssea inicial à volta dos implantes.

Ivanoff et al[8] 6 num estudo histológico em maxilares humanos demonstraram uma resposta óssea significativamente mais elevada para implantes de titânio oxidado anodicamente do que para implantes com uma superfície torneada. Este facto pode ser atribuído (1) à própria camada de óxido mais espessa, (2) ao aumento da rugosidade da superfície, (3) à morfologia diferente da superfície em termos de porosidade ou (4) à alteração da estrutura cristalina.

Alam e Nowzari[4] num estudo efectuaram uma comparação clínica e radiográfica de implantes dentários com superfícies rugosas por oxidação anódica (TiUnite), implantes duplamente gravados com ácido (Osseotite) e implantes maquinados.

As medidas clínicas e as radiografias foram avaliadas no momento da cirurgia, na fase de restauração e 2 anos após a carga.

Os implantes dentários TiUnite, Osseotite e maquinados tiveram resultados clínicos semelhantes a curto prazo. Não foram detectadas diferenças estatisticamente significativas na perda óssea entre os grupos de implantes. O seu estudo sublinhou a importância do planeamento do tratamento cirúrgico e protético.

Balshi et al[87] num estudo prospetivo sugeriram que os implantes de superfície de óxido de titânio são mais previsíveis do que os implantes com uma superfície maquinada. Demonstraram taxas de sobrevivência mais elevadas de 98,6% para implantes de superfície oxidada em comparação com implantes de superfície maquinada de 92,1%. Além disso, 62% dos implantes de superfície oxidada no seu estudo foram imediatamente carregados em comparação com 0% de carga imediata de implantes maquinados.

A superfície de óxido de titânio parece ajudar a resposta de cicatrização da interface implante-osso.

Knobloch et al[88] demonstraram uma taxa de insucesso dupla em implantes de superfície maquinada carregados precocemente em comparação com implantes de superfície oxidada carregados precocemente na região pré-molar de cães adultos.

Óxidos de titânio quimicamente modificados e resposta óssea[31]

A camada de óxido da superfície dos implantes de titânio pode ser manipulada quimicamente e tem-se especulado se as propriedades biológicas da superfície de óxido podem ser alteradas ou mesmo melhoradas em resultado disso. A importância da química da superfície pode ser ilustrada pelas diferentes respostas celulares registadas para diferentes ligas de titânio, diferentes graus de titânio cp e diferentes metais a granel. A modificação química das superfícies de titânio através do tratamento com fluido corporal simulado, a ligação covalente de moléculas biológicas, as alterações no conteúdo de iões da superfície, a descarga luminescente ou o tratamento com álcalis afectam as respostas celulares ao implante. O efeito do enxerto biológico com polímeros adesivos para ativar biologicamente a superfície do implante e a alteração da hidrofobicidade da superfície também foram explorados. Estes diferentes estudos indicam que mesmo alterações modestas na química da superfície do titânio cp influenciam as respostas das células em cultura.

Os métodos de modificação da superfície incluem **reacções químicas controladas com azoto ou outros elementos ou procedimentos de implantação de iões na superfície**[10] . A reação do azoto com ligas de titânio a temperaturas elevadas resulta na formação de compostos de nitreto de titânio ao longo da superfície. Estes compostos de superfície de nitreto são bioquimicamente inertes (como os óxidos) e alteram as propriedades mecânicas da superfície para aumentar a dureza e a resistência à abrasão. A maioria das superfícies de nitreto de titânio tem uma cor dourada e este processo tem sido amplamente utilizado para melhorar as propriedades da superfície de instrumentos industriais e cirúrgicos. O aumento da dureza, da abrasão e da resistência ao desgaste também pode ser obtido através da implantação iónica de substratos metálicos. O elemento mais comummente utilizado para a implantação iónica de superfícies é o azoto. Electroquimicamente, os nitretos de titânio são semelhantes aos óxidos e não foi observado qualquer comportamento eletroquímico adverso se o nitreto for perdido regionalmente. O substrato de titânio reoxida-se quando a camada superficial de nitreto é removida. A implantação de nitrogénio e a deposição de camadas dopadas com carbono têm sido recomendadas para melhorar as propriedades físicas do aço inoxidável sem afetar a sua biocompatibilidade.

Conforme mencionado, atualmente, a tendência das modificações clínicas da superfície dos implantes está a mudar para alterações na química da superfície[89] . Os efeitos in vivo da química da superfície foram investigados por Sul et al. Os implantes oxidados com incorporação de S, incorporação de fósforo (P) ou incorporação de cálcio apresentaram respostas ósseas significativamente melhores em comparação com implantes maquinados/torneados. As superfícies com iões de cálcio incorporados apresentaram uma força de integração dos implantes ósseos significativamente melhorada em comparação com os implantes incorporados com S ou com P. Recentemente, foram investigados implantes oxidados com incorporação de magnésio (Mg), tendo sido registada uma melhoria significativa da resposta óssea em comparação com implantes maquinados/torneados e oxidados. No entanto, atualmente não existem explicações claras para o mecanismo de osteointegração dos implantes oxidados. Foi proposta uma teoria de ligação bioquímica.

A velocidade e a força da osseointegração e a osteocondutividade entre o implante experimental de Mg oxidado, um implante comercial disponível oxidado e implantes comerciais disponíveis com ataque ácido duplo foram comparadas num estudo em animais. Os implantes de Mg demonstraram valores de RTQ significativamente mais elevados e mais formação de osso novo do que os implantes com ataque ácido duplo às 3 e 6 semanas[89] . Os implantes de Mg também apresentaram valores RTQ mais elevados às 3 semanas e formação de osso novo às 6 semanas do que o implante oxidado, mas nenhum deles foi significativo. O implante oxidado apresentou valores de RTQ significativamente mais elevados do que o implante Dual acid etched às 6 semanas, mas não foram significativos às 3 semanas. A taxa de osteointegração foi significativamente mais rápida para o implante de Mg e para o implante oxidado entre as 3 e as 6 semanas de tempo de cicatrização. Os seus resultados indicaram que a química da superfície facilitou uma osseointegração mais rápida e mais forte dos implantes de Mg, apesar da sua rugosidade mínima, em comparação com o implante oxidado moderadamente rugoso. Isto sugere potenciais vantagens dos implantes de Mg na redução das elevadas taxas de insucesso dos implantes na fase inicial pós-implantação e em osso comprometido, possibilitando a redução do tempo de cicatrização óssea desde a cirurgia até à carga funcional e aumentando a possibilidade de carga imediata/precoce. Buser et al[90] , num estudo em animais, compararam a aposição óssea para superfícies de Ti SLA e SLA quimicamente modificadas (lavadas sob proteção de N2 e continuamente armazenadas numa solução isotónica de Na Cl. As superfícies de SLA quimicamente modificadas promoveram uma melhor aposição óssea durante as fases iniciais da regeneração óssea.

Sabe-se que o flúor pode estimular a produção de osso novo, em parte, através da estimulação da proliferação de osteoblastos[91] . Pensa-se que a concentração de flúor na superfície é libertada através de uma reação de troca de fosfato durante a exposição inicial ao ambiente de cicatrização da ferida. Desta forma, a superfície actua como um local de precipitação de cálcio e fosfato, permitindo um maior contacto com o osso e, consequentemente, a estabilidade do implante. Por conseguinte, a modificação com flúor das superfícies dos implantes constitui uma abordagem para melhorar a osteointegração. A investigação in vivo indicou que, após um período de cicatrização de 3 meses, as superfícies de implantes modificadas com flúor demonstraram um contacto osso-metal significativamente mais elevado e uma maior retenção no osso, em comparação com implantes com uma rugosidade de superfície semelhante. A modificação da superfície do titânio com flúor altera a estrutura química da superfície, resultando numa maior afinidade da superfície de TiO_2 para iões de cálcio e fosfato. A capacidade de adsorver cálcio e fosfatos promove a formação óssea e o processo de ligação óssea in vitro e in vivo.

Isa et al (2006) compararam o crescimento de osteoblastos numa superfície de Ti modificada com fluoreto e moderadamente rugosa com a mesma superfície jacteada com dióxido de Ti. Concluíram que a topografia da superfície modificada com flúor, em sinergia com a rugosidade da superfície, pode ter maior influência na diferenciação e proliferação celular do que as superfícies de Ti não modificadas.

Superfícies de implantes comuns [92]

Atualmente, existem várias centenas de sistemas de implantes orais.

Muitos sistemas de implantes orais bem documentados do ponto de vista clínico foram largamente abandonados em benefício de dispositivos novos e não testados. As empresas de implantes orais continuaram a lançar novos produtos sem qualquer documentação clínica.

Os "cinco grandes", ou seja, as superfícies de implantes orais mais vendidas de cinco grandes fornecedores: TiUnite, SLA (Straumann),

Osseotite(3i), Frialit-2 e Cellplus (Dentsply/Friadent), e Tioblast e Osseospeed (Astra Tech) foram analisadas e a sua documentação clínica foi escrutinada.

Implantes TiUnite

A superfície do TiUnite (Fig. 10.8) é anodizada, ou seja, é fabricada por oxidação anódica eletroquímica em modo galvanostático, utilizando eletrólito(s) não revelado(s). Uma vez que a superfície do implante contém iões de fósforo, parece que foi utilizado algum tipo de ácido fosfórico como eletrólito. Isto indica provavelmente que as superfícies TiUnite não têm bioatividade. A superfície tem uma camada de óxido relativamente fina (algumas centenas de nanómetros) e é minimamente rugosa (0,5 a 1,0 µm) na região superior, enquanto a região apical apresenta uma espessura de óxido superior a 10 µm e uma rugosidade superior a 2 µm (s_a). A superfície TiUnite é utilizada em combinação com vários designs de implantes (Fig. 2) e foi introduzida clinicamente em 2001.

Implantes SLA

A superfície do implante SLA (Fig. 10.9) é jacteada com areia e gravada com ácido e foi introduzida clinicamente em 1997.

Implantes de Osseotite

O implante Osseotite (Fig. 10.10) é tratado num procedimento de ataque ácido duplo, utilizando ácidos clorídrico e sulfúrico. No entanto, a parte superior do implante é deixada como ma-chined, alegadamente para minimizar a peri-implantite. Foi afirmado que o implante Osseotite apresenta "formação óssea de novo".

Implantes Frialit -2

A DentsplyZFriadent comercializa implantes (Fig. 10.11) com diferentes superfícies, como a Deep Profile Surface (DPS), TPS e Cellplus. A superfície do implante Frialit-2 é jato de areia e gravada com ácido, semelhante à superfície SLA. A nova superfície Cellplus é jato de areia e gravada com ácido a uma temperatura elevada. A superfície Cellplus foi considerada a que apresenta a adesão celular mais forte. Curiosamente, a superfície Cellplus foi considerada como pré-sentindo formação óssea de novo, tal como o implante Osseotite.

Implantes Tioblast e Osseospeed

Hansson apresentou uma análise biomecânica sobre se o colo do implante deve ser liso ou provido de elementos de retenção (Fig. 10.12). Os elementos de retenção mostraram uma diminuição de aproximadamente 60% a 80% nas tensões máximas. Hansson apresentou uma análise biomecânica das ligações entre pilares de implantes com topo plano e cónico e demonstrou que os últimos apresentam níveis de tensão mais baixos. Concluiu-se que um implante com uma interface cónica pode resistir a uma maior carga axial antes de desencadear a reabsorção óssea. Hansson confirmou ainda as potenciais vantagens de uma interface cónica implante-pilar ao nível do osso marginal.

As superfícies anodizadas TiUnite estão clinicamente documentadas em estudos de acompanhamento de 1 a 2 anos, na melhor das hipóteses, com falhas de cerca de 3%. As superfícies SLA jacteadas com areia e gravadas com ácido estão documentadas com bons resultados clínicos até 3 anos. Os implantes Osseotite dual com ataque ácido estão documentados com bons resultados clínicos até 5 anos. Os implantes Frialit-2 jato de areia e gravados estão documentados positivamente durante cerca de 3 anos num único estudo. O implante Tioblast é o único desenho cuja sobrevivência está documentada para mais de 10 anos de seguimento e o sucesso para mais de 7 anos de seguimento, tanto in vitro como in vivo.

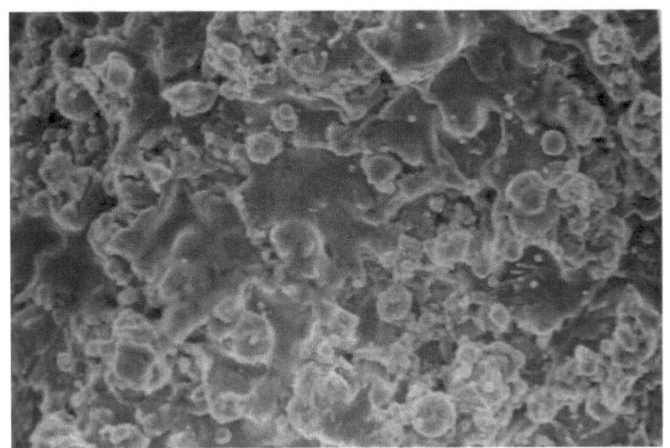

Fig 10.1

Empty substrate
a
Coat with resist
0-5 μm
Irradiate pattern (photons or electrons)
Develope
Patterned resist layer
Etch
Deposit thin film
Remove resist
Remove resist

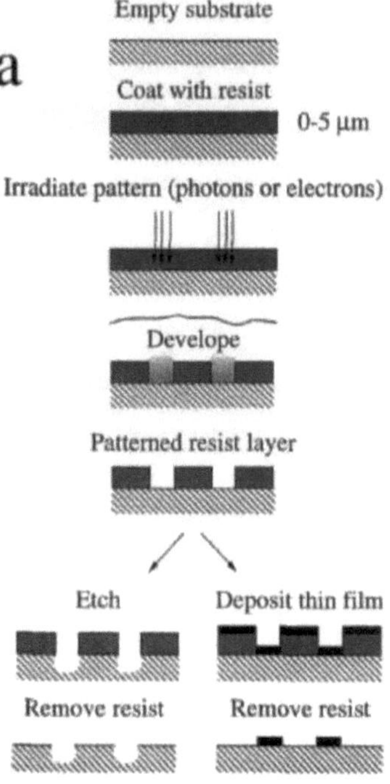

Fig 10.2 a

Focused and deflected electron beam
b
Collimated light
Mask
} Gap or
contact
≥ 10 nm
≥ 0.35 μm
Electron beam lithography
Photolithography

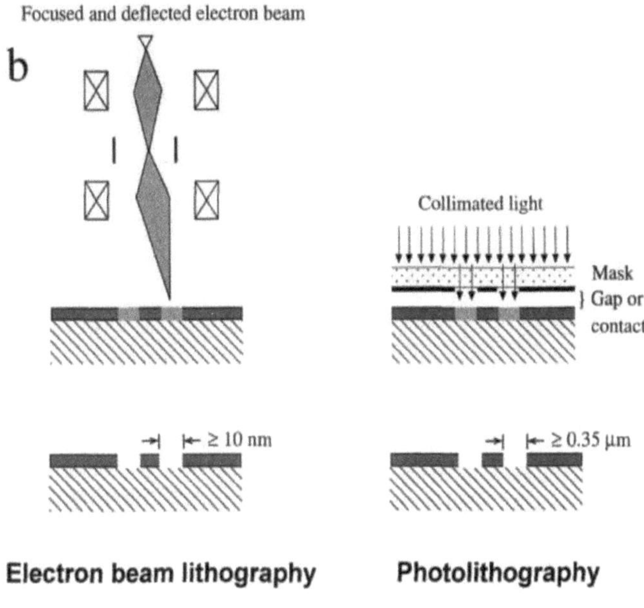

Fig 10.2 b

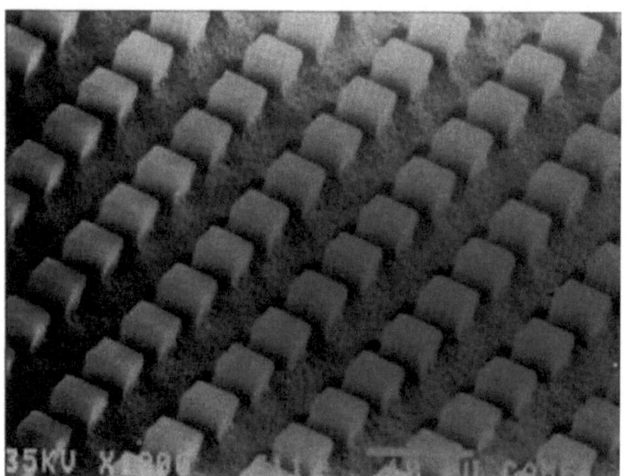

Fig 10.3

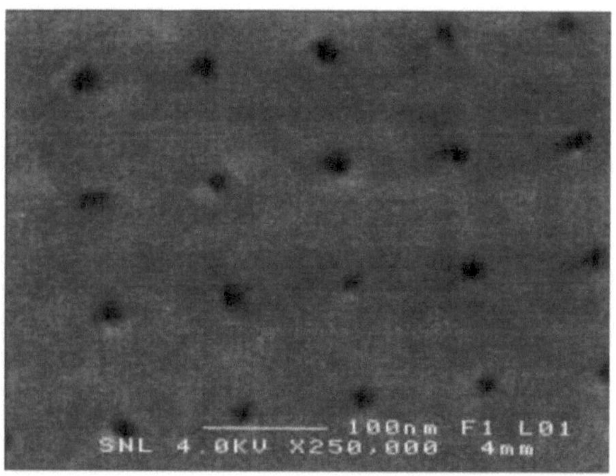

Fig 10.4

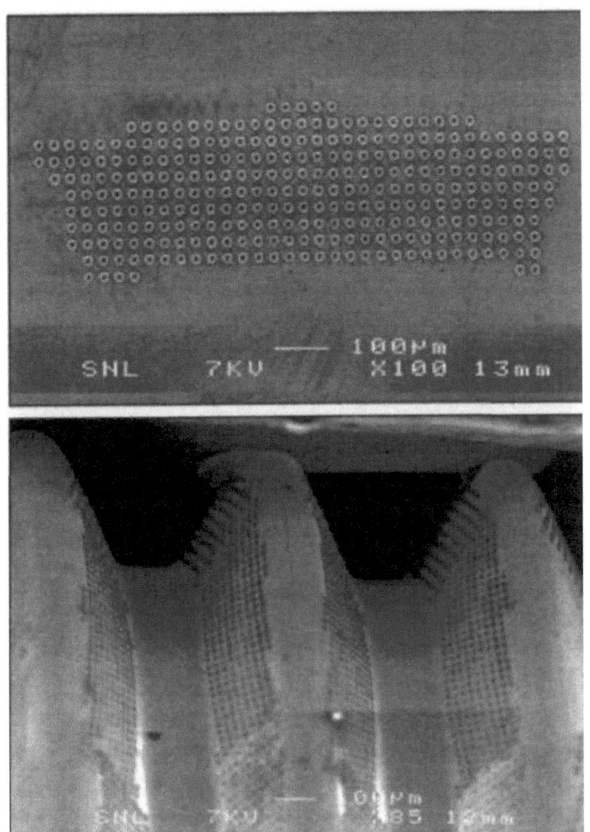

Fig 10.5

9% coverage
0.01 mM NaCl
1000 nm
15% coverage
0.1 mM NaCl
1000 nm
26% coverage
1 mM NaCl
1000 nm
38% coverage
10 mM NaCl
1000 nm

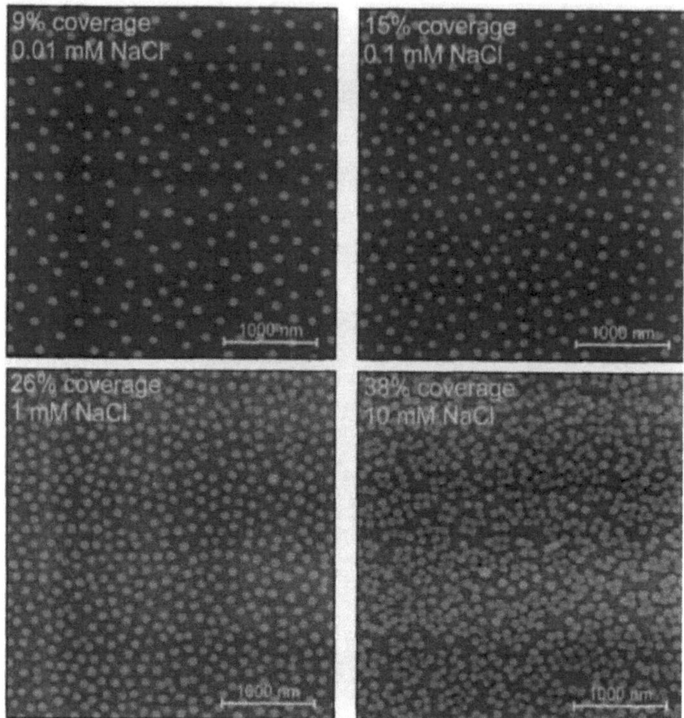

Fig 10.6

ARGON ION ETCHING
THIN FILM LIFT-OFF
FILM
REMOVE THE COLLOIDAL PARTICLES
REMOVE THE COLLOIDAL PARTICLES
FILM
a
b
80 DEGREE FORWARD TILT
100nm
SNL 3 1KV X180,000 9mm

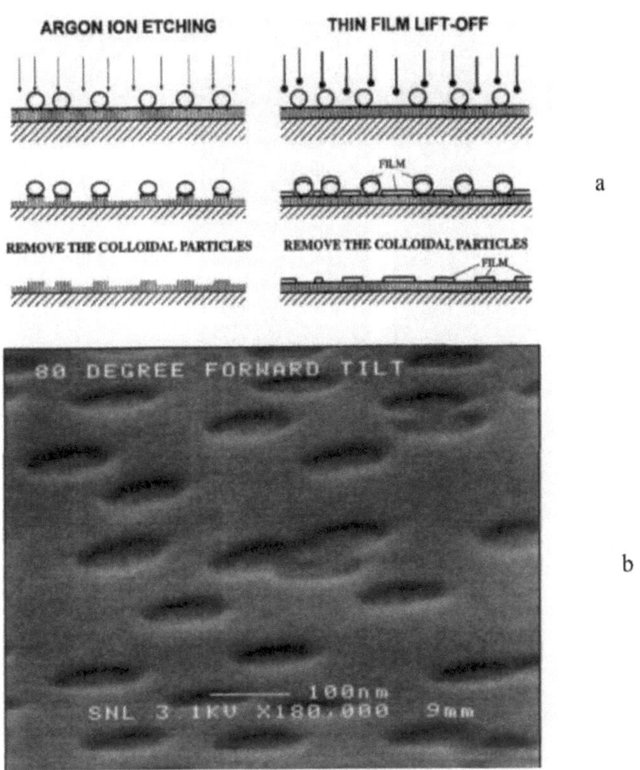

Fig 10.7

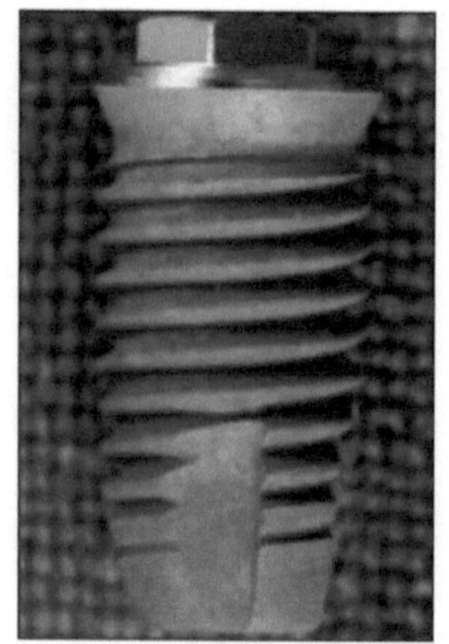

Fig 10.8

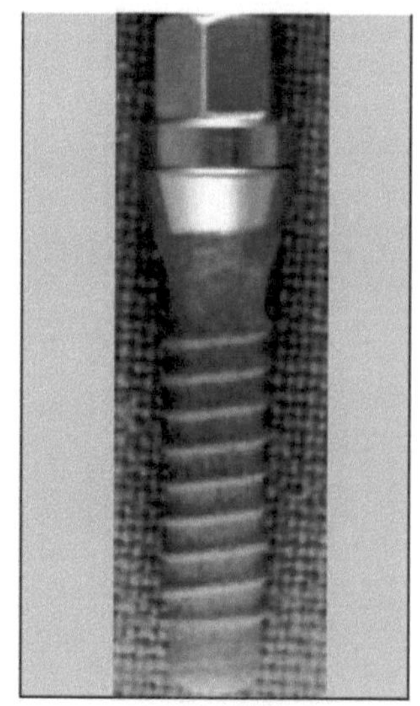

Fig 10.9

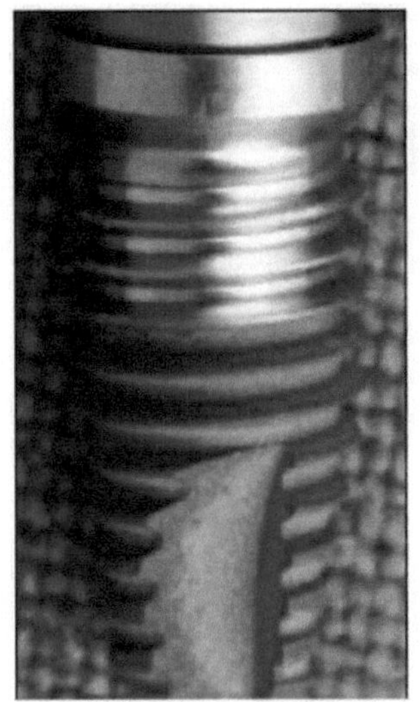

Fig 10.10

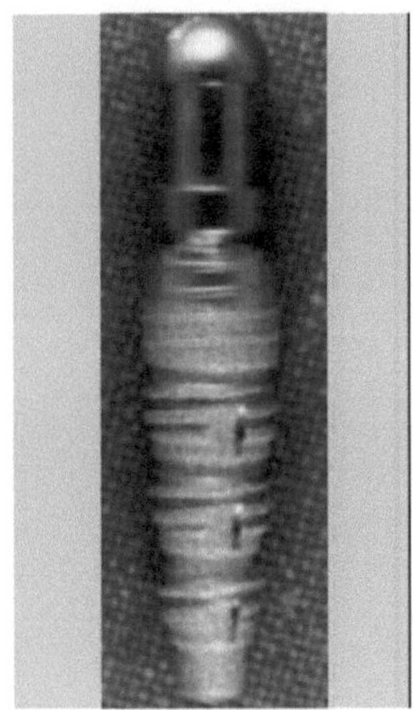

Fig 10.11

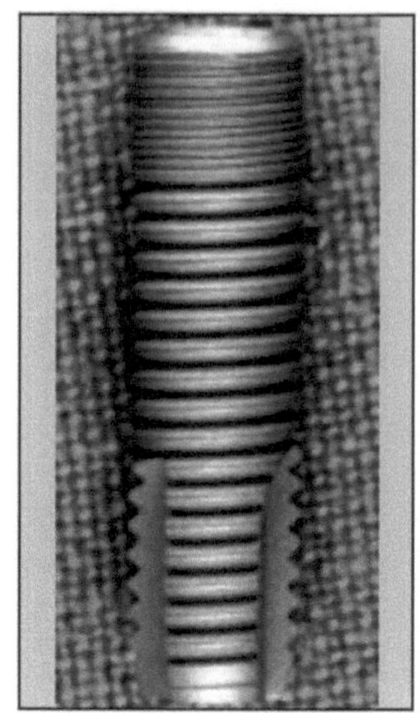

Fig 10.12

ESTERILIZAÇÃO

Uma superfície limpa é uma superfície atomicamente limpa, sem outros elementos para além dos constituintes do biomaterial. Os contaminantes podem ser partículas, películas contínuas (óleo, impressões digitais) e impurezas atómicas ou camadas moleculares (inevitáveis) causadas pela instabilidade termodinâmica das superfícies. Mesmo depois de reagirem com o ambiente, as superfícies têm tendência a baixar a sua energia através da ligação de elementos e moléculas. A composição típica de uma camada contaminada depende das atmosferas e das propriedades da superfície. Por exemplo, as superfícies de alta energia (metais, óxidos, cerâmicas) tendem geralmente a ligar-se mais a este tipo de monocamada do que os polímeros e o carbono (amorfo)[10] .

Nos primeiros tempos da implantologia dentária, não foi estabelecido nenhum protocolo específico para a preparação da superfície, limpeza, esterilização e manuseamento dos implantes. Baier et al. e Kasemo et al. demonstraram, respetivamente, respostas adversas do hospedeiro causadas por uma preparação e esterilização deficientes, omissão na eliminação de gases adsorvidos e detritos orgânicos e inorgânicos[93] .

De acordo com Albrekrsson et al, os implantes que parecem funcionais podem falhar mesmo após anos de funcionamento e a causa pode ser atribuída a uma limpeza ultra-sónica, esterilização ou manuseamento inadequados durante a colocação cirúrgica.

Lausmaa et al. mostraram que os implantes de titânio apresentavam grandes variações nas cargas de contaminação por carbono (20% a 60%) na gama de espessura de 0,3 a 1 nm, atribuídas à exposição ao ar e aos resíduos de solventes de limpeza e lubrificantes utilizados durante o fabrico. Foram também registadas quantidades vestigiais de Ca, P, N, Si, S, Cl e Na. Os resíduos de flúor podem ser atribuídos a tratamentos de passivação e gravura; Ca, Na e Cl a autoclavagem; e Si a processos de lixagem e de escarificação de vidro.

Energia de superfície

As medições dos valores das propriedades da superfície da capacidade de integração de um implante no osso incluem o ângulo de contacto com fluidos, o pH local e a topografia da superfície. Estas são frequentemente utilizadas para a determinação das características da superfície. Baier et al. realizaram vários estudos para avaliar os ângulos de contacto com líquidos, sólidos e ar, as propriedades de humidificação e as tensões superficiais como critérios para avaliar a limpeza da superfície, uma vez que estes parâmetros demonstraram ter uma consequência direta na osteointegração 1[494] . Uma energia de superfície intrinsecamente elevada é considerada a mais desejável. Os implantes com elevada energia de superfície apresentaram um aumento de três vezes na adesão dos fibroblastos. As superfícies de elevada energia, como os metais, as ligas e as cerâmicas, são as mais adequadas para conseguir a adesão das células. Valores de tensão superficial de 40 dyne/cm ou superiores são característicos de superfícies muito limpas e de excelentes condições de integração biológica. Uma mudança no ângulo de contacto (aumento) está relacionada com a contaminação da superfície por contaminantes hidrofóbicos e diminui os parâmetros de tensão superficial.

Uma vez que uma "película condicionante" espontaneamente depositada e dependente do hospedeiro é um pré-requisito para a adesão de qualquer elemento biológico, sugere-se que a humidificação da superfície pelo sangue no momento da colocação pode ser uma boa indicação da elevada energia de superfície do implante.

Passivação e limpeza química

As especificações ASTM (ASTM B600, ASTM F-86) para o tratamento final da superfície de implantes de titânio cirúrgico requerem decapagem e descalcificação com sais de base alcalina fundidos. Isto é frequentemente seguido de um tratamento com uma solução de ácido nítrico ou fluorídrico para diminuir e eliminar contaminantes como o ferro. O ferro ou outros elementos podem contaminar a superfície do implante como resultado do processo de maquinação. Este tipo de detritos pode ter um efeito de desmineralização da matriz óssea. Estudos sobre a fixação de fibroblastos em superfícies de implantes mostraram grandes variações, dependendo dos diferentes processos de preparação da superfície. Inoue et al. mostraram que os fibroblastos desenvolveram uma cápsula ou uma ligação fibrosa orientada seguindo as ranhuras dos discos de titânio. Os ângulos de contacto são também grandemente modificados pelo tratamento ácido ou pela lavagem com água. As operações de maquinagem, o polimento, o processo de texturização, os depósitos químicos residuais e a microestrutura da liga afectam inadvertidamente a composição da superfície. A regra geral é que quanto mais limpo, melhor.

Esterilização

A manipulação com os dedos desprotegidos ou luvas com pó, a água da torneira e os resíduos transportados pelo vapor da autoclavagem podem contaminar as superfícies dos implantes. Bauhammers, num estudo SEM de implantes dentários, mostrou a contaminação da superfície com materiais acrílicos, pó para luvas de látex e bactérias. Atualmente, na maioria dos casos, o fabricante garante implantes pré-limpos e pré-esterilizados com procedimentos de alta tecnologia, estando os implantes prontos a ser colocados. Se um implante precisar de ser reesterilizado, as técnicas de esterilização convencionais não são normalmente satisfatórias. Atualmente, parece que nenhum meio de esterilização é totalmente satisfatório para todos os biomateriais e desenhos. Os constituintes do metal ou da liga, as partículas inorgânicas e orgânicas, os produtos de corrosão, os polímeros e os precipitados podem ser absorvidos na superfície durante os processos de fabrico, polimento, limpeza, esterilização, embalagem e armazenamento. Baier e Meyer correlacionaram o tipo usual de contaminante encontrado em relação à técnica de esterilização utilizada. Baier et al. mostraram que a esterilização a vapor pode causar depósitos de substâncias orgânicas que resultam numa fraca adesão dos tecidos. Doundoulakis submeteu amostras de Ti a diferentes técnicas de esterilização, concluiu pelo efeito adverso da esterilização a vapor e pelo efeito degradativo dos esterilizadores endodônticos de esferas de vidro, verificou que a esterilização por calor seco deixa depósitos orgânicos na superfície e sugeriu que a esterilização por luz UV pode tornar-se uma boa alternativa após uma avaliação mais aprofundada.[95]

Além disso, o crescimento acelerado de óxido no Ti pode ocorrer com a contaminação por impurezas, levando à descoloração da superfície. Num estudo realizado por Draughn et al., foram identificados produtos de corrosão e películas de autoclavagem, produtos químicos e resíduos citotóxicos de soluções na superfície de implantes submetidos a esterilização. Sugeriram que a alteração da superfície do Ti pelos métodos de esterilização pode, por sua vez, afetar a resposta do hospedeiro e as propriedades adesivas do implante[96] . Por outro lado, Schneider et al. compararam a superfície de implantes de Ti pulverizados com plasma e revestidos com HA após esterilização a vapor ou com dióxido de etileno, utilizando análise de raios X por dispersão de energia, e concluíram que estas técnicas não modificam a composição elementar da superfície. Keller et al. estudaram o crescimento de fibroblastos em discos de titânio CP esterilizados por autoclavagem, óxido de etileno, álcool etílico ou apenas passivados com ácido nítrico a 30% e concluíram que a esterilização parece inibir o crescimento celular, enquanto a passivação não o faz. Embora as cerâmicas sejam quimicamente inertes, é necessário ter cuidado no manuseamento e colocação destes biomateriais. A exposição à esterilização a vapor resulta numa diminuição mensurável da resistência de algumas cerâmicas; os riscos ou entalhes podem introduzir locais de iniciação de fracturas; as soluções químicas podem deixar resíduos; e as superfícies duras e por vezes rugosas podem facilmente desgastar outros materiais, deixando assim um resíduo em contacto. Recomenda-se a esterilização por calor seco numa atmosfera limpa e seca para a maioria das cerâmicas.

Atualmente, os depósitos proteicos e a sua ação como películas podem ser eliminados da melhor forma através da técnica de descarga incandescente por radiofrequência (RFGDT), que parece ser um procedimento de limpeza final adequado. Os implantes são tratados dentro de uma descarga controlada de gás nobre a uma pressão muito baixa. Os iões de gás bombardeiam a superfície e removem os átomos e as moléculas da superfície, que são absorvidos ou que são constituintes da mesma. No entanto, a qualidade da superfície tratada depende da pureza do gás. Baier et al. demonstraram que o RFGDT é bom para a limpeza e, ao mesmo tempo, para conferir um estado de alta energia ao implante, o que está relacionado com a melhoria das capacidades de adesão celular. Foram relatadas películas de óxido mais finas e estáveis e superfícies mais limpas com RFGDT, para além de uma melhor molhabilidade e adesão dos tecidos. O óxido principal na superfície não é alterado pelo processo RFGDT[97] . Foi registada uma diminuição da contaminação bacteriana nas superfícies de implantes revestidos com HA após o RFGDT, e os estudos sugerem que o RFGDT pode aumentar a afinidade do cálcio e/ou do fosfato devido a um aumento da zona elementar na superfície, resultando na formação de compostos amorfos de fosfato de cálcio. Recentemente, um protocolo modificado de esterilização por luz ultravioleta (UV) demonstrou aumentar a bioreactividade, o que também foi eficaz na eliminação de alguns contaminantes biológicos. Singh e Schaaf avaliaram a qualidade da esterilização por luz UV e os seus efeitos em objectos com formas irregulares, e estabeleceram a sua eficácia em esporos e a sua capacidade de limpar a superfície de forma segura e rápida e de conceder uma elevada energia de superfície[98] . Hartman et al. submeteram os implantes a vários protocolos de pré-tratamento (RFGDT, luz UV ou esterilização a vapor) e inseriram-nos em suínos em miniatura[99] .

Embora os implantes RFGDT e esterilizados por UV tenham mostrado um rápido crescimento e maturação óssea, os implantes esterilizados a vapor pareceram favorecer fibras de colagénio espessas na superfície. Por outro lado, Carlsson et al. inseriram implantes em coelhos e compararam o desempenho de implantes tratados convencionalmente com implantes tratados com RFGDT, encontraram respostas de cicatrização semelhantes e alertaram para o facto de o processo RFGDT produzir uma camada de óxido muito mais fina na superfície do implante e poder depositar óxido de sílica a partir do invólucro de vidro. Kilpadi et al[100] num estudo investigaram a influência de temperaturas mais elevadas de tratamentos térmicos na energia superficial, rugosidade e composição de espécimes de titânio não ligado que foram previamente limpos com ácido e passivados ou limpos com etanol.

Os espécimes de titânio não ligado foram limpos com ácido e passivados (CP) ou limpos com etanol (Et). Cada conjunto foi então dividido em 3 grupos e tratado termicamente durante 1 hora a 316°C (600°F), 427°C (800°F) e 538°C (1.000°F), respetivamente. Foram determinados os valores de rugosidade da superfície para cada um destes grupos. As superfícies CP eram ligeiramente mais ásperas do que as amostras Et, que tinham uma maior espessura de óxido e presença de hidrocarbonetos. Os óxidos de superfície eram compostos por TiO2, Ti2O3 e possivelmente peróxido de titânio; os tratados termicamente a

427°C ou mais eram cristalinos. Os espécimes CP tinham uma cobertura carbonosa de composição diferente da dos espécimes Et. Os espécimes CP tinham energias de superfície significativamente mais elevadas, que mostravam correlações estatisticamente significativas com a espessura do óxido e a presença de carbono.

Em conclusão, a limpeza com etanol de implantes dentários de titânio não ligado pode não proporcionar propriedades de superfície óptimas quando comparada com a limpeza com ácido fosfórico seguida de passivação com ácido nítrico.

A esterilização adequada de implantes dentários limpos e pré-embalados e de componentes cirúrgicos relacionados resultou numa utilização cada vez maior de procedimentos de radiação gama[10]. Uma vez que a esterilização por radiação gama de implantes cirúrgicos é uma metodologia bem estabelecida na indústria, as instalações, os procedimentos e as normas são bem conhecidos. A maioria dos sistemas metálicos é exposta a doses de radiação superiores a 2,5 megarads, onde a embalagem e todas as partes internas do conjunto são esterilizadas. Isto é uma vantagem, uma vez que os componentes permanecem protegidos, limpos e estéreis até que os recipientes internos sejam abertos dentro do campo estéril do procedimento cirúrgico. Os parafusos de cicatrização, os elementos de transferência, as chaves e os implantes são todos expostos à esterilização por raios gama, o que reduz as oportunidades de contaminação.

Algumas cerâmicas podem ser descoloradas e alguns polímeros degradados por exposições à radiação gama. Os limites são conhecidos para as classes de biomateriais e todos os tipos de biomateriais podem ser adequadamente esterilizados na indústria. O controlo dos sistemas, incluindo a pré-embalagem e a esterilização, tem sido uma parte importante do sucesso da implantologia dentária.

PERSPECTIVAS FUTURAS

Uma compilação ordenada da terminologia associada à implantologia dentária, na tabela 12.1, ilustra o desenvolvimento das ideias da implantologia dentária.

Tabela 12.1 - Ideias em evolução na Implantologia [13]

TERMINOLOGY	MATERIAL	CLINICAL OBSERVATION	ISSUES
Bio-tolerant	Stainless Steel	No bone formation near implant	Loosening, inflammation infection.
Bio active	Ceramics Bio glass	Bone bonding and osteogenesis	Fracture and mechanical problems
Bioinert	Titanium	Bone in close apposition to the implant	No bone bonding, long term loosening
Osteocondutive	Titanium + Hydroxyapatite coating	Bone bonding and osteogenesis	Interfacial fracture mechanics and resorption
Osteoinductive	Titanium + Hydroxyapatite+ Biological + Growth factors of attachment proteins	Bone bonding and enhanced bone formation	Interfacial fraction mechanics, resorption, cost bio molecule stability, sterilization

Os campos da biomedicina e da engenharia de tecidos, em rápido progresso, ainda não conseguiram encontrar alternativas aos implantes metálicos para restaurar estruturas funcionais nos tecidos esqueléticos adultos[37] . Embora os implantes de titânio e as próteses articulares tenham registado progressos consideráveis nas últimas três décadas, ainda não são ideais e existem vários grupos de doentes que ainda não podem ser reconstruídos de forma satisfatória com os materiais actuais. As modificações da superfície do titânio apresentadas recentemente aproximaram-nos do objetivo principal de restaurar os doentes de forma segura e eficiente, com um tempo de cicatrização curto e menos complicações. Para melhorar ainda mais o desempenho dos implantes metálicos, devem ser concebidas estratégias para tornar as superfícies metálicas mais osteoindutoras. A adição de camadas de superfície bioactivas a implantes e próteses pode melhorar a biocompatibilidade, a osteointegração e a durabilidade dos implantes, qualidades importantes necessárias para um desempenho a longo prazo no corpo adulto. De particular interesse é a utilização das superfícies dos implantes como portadores de biomoléculas que podem controlar a resposta precoce dos tecidos peri-implantares. O recrutamento de células produtoras de factores de crescimento para a interface osso-implante através da fixação focal e do reconhecimento molecular pode permitir uma formação óssea mais rápida em áreas com baixa qualidade óssea, bem como em doentes com reduzido potencial de regeneração óssea. Esta via poderá, assim, alargar as utilizações dos implantes e aumentar as possibilidades de ajudar com sucesso os nossos pacientes através de terapias de regeneração óssea.

Indução da regeneração dos tecidos peri-implantares

Estudos com superfícies de implantes modificadas

demonstraram que a interação do implante com o seu ambiente biológico, a formação da interface material do implante-tecido e o resultado a longo prazo da integração do implante dependem fortemente das propriedades da superfície do dispositivo implantado e da capacidade do organismo para responder positivamente a essas superfícies. A verdadeira integração de implantes metálicos no osso requer a produção de sinais osteoindutores nos tecidos peri-implantares imediatamente após a implantação. Estes sinais osteoindutores são atribuídos principalmente às proteínas morfogenéticas ósseas, uma subfamília da superfamília de factores de crescimento transformadores do fator de crescimento B. Pensa-se que estes sinais, inicialmente expressos pelos macrófagos durante a cicatrização óssea inicial, iniciam uma reação em cascata que, idealmente, deveria conduzir à integração óssea da estrutura implantada. O resultado do procedimento de implante (ou seja, o fracasso da osteointegração) é assim ditado pela resposta inicial do tecido à superfície do implante. Todos os outros modos de sucesso da osteointegração são secundários a esta única fase. Tendo isto em mente, é evidente que a superfície ideal do implante deve fornecer um sinal epigenético instantâneo para que as células expostas à superfície expressem combinações de factores de crescimento e moléculas de sinalização optimizadas para uma rápida cicatrização óssea e subsequente integração do implante ósseo.

Factores de crescimento na cicatrização peri-implantar

As células formadoras de osso crescem, diferenciam-se e

mantêm o seu nível de diferenciação através de uma rede de sinais epigenéticos de

As moléculas de sinalização intercelular são utilizadas por outras células e pela matriz extracelular circundante. Os factores de crescimento constituem a classe predominante destas moléculas de sinalização intercelular. Os factores de crescimento são geralmente classificados de acordo com a sua capacidade de influenciar a proliferação, a diferenciação ou ambas. No entanto, está agora bem estabelecido que estes efeitos não são constantes para cada fator, mas variam com a concentração, o tipo de célula e a fase de desenvolvimento das células ou do tecido em questão. Além disso, a maioria, se não todos, os factores de crescimento actuam em conjunto para variar a diferenciação e a proliferação das células como parte de redes morfogenéticas interdependentes. Isto permite que cada fator de crescimento tenha múltiplas funções, simplesmente regulando para cima ou para baixo a expressão de outros factores de crescimento.

Foram testados vários factores de crescimento quanto aos seus efeitos na formação óssea e na osteointegração de implantes. De interesse significativo é a superfamília de factores polipeptídicos do fator de crescimento transformador beta, incluindo as proteínas morfogenéticas ósseas, que controlam tanto o crescimento como a diferenciação celular, de acordo com o tipo de célula e o estado de diferenciação, e que demonstrou afetar diretamente a expressão de receptores envolvidos no reconhecimento da superfície e na fixação celular a implantes de titânio. As proteínas morfogenéticas ósseas são moléculas multifuncionais capazes de promover a formação óssea ectópica e modular a expressão e a organização das proteínas das células osteoblásticas. Por exemplo, foi demonstrado que o tratamento de células osteoblásticas com a proteína morfogenética óssea-2 afecta significativamente a organização do citoesqueleto e da matriz extracelular e promove a adesão celular a superfícies de titânio através do aumento da expressão de fibronectina e de subunidades do recetor de integrina, com um aumento subsequente da atividade da quinase de adesão focal (p125FAK).

Mesmo utilizando sistemas de administração simples, a introdução de proteína morfogénica óssea na interface tecido-implante demonstrou aumentar a taxa de formação de osso periprotético[101] .

A importância dos factores de crescimento em geral e das proteínas morfogenéticas ósseas em particular, na formação e reparação óssea, dificilmente pode ser sobrestimada[37] .

Foi demonstrado que o plasma autólogo rico em factores de crescimento (PRGF) melhora e acelera a reparação dos tecidos moles e a regeneração óssea na preparação de futuros locais para implantes dentários[102] .

Uma preparação de PRGF aplicada a um implante de titânio adere ao metal e pode criar uma nova superfície dinâmica que pode potencialmente apresentar atividade biológica. Esta camada proteica consiste numa rede de fibrina embebida em factores de crescimento que cobre toda a superfície do implante e transforma as interacções iniciais da superfície do implante com os tecidos circundantes[103] . Também influencia a fixação, proliferação e diferenciação celular e a deposição de matriz óssea. Este revestimento tem duas propriedades importantes que podem contribuir para otimizar e acelerar o processo de osteointegração: as propriedades osteocondutoras atribuídas à fibrina e as reconhecidas actividades osteoindutoras dos factores de crescimento.

Eduardo A. Anitua demonstrou, num estudo realizado em cabras, que a osteointegração era melhorada quando a superfície dos implantes de titânio era coberta com PRGF.As plaquetas são activadas e libertam uma série de factores estimulantes (por exemplo, factores de crescimento e outros metabolitos) que podem promover a formação de osso, epitélio e vasos sanguíneos. A fibrina em conjunto com a fibronectina actua como uma matriz provisória para o influxo de células locais. Estas células migratórias utilizam receptores de integrina que reconhecem a fibrina, a fibronectina e a vitronectina para interagir com a superfície do implante.

As moléculas da matriz extracelular podem fornecer sinais para a expressão genética através de receptores de integrina, pelo que se pode esperar que a interação das células locais com a matriz altere a função celular. Verificou-se que os concentrados de plaquetas promovem a cicatrização óssea após implantes dentários num modelo de porco[104] , bem como o crescimento total de tecido em hidroxiapatite porosa num modelo de rato ou em defeitos cranianos em coelhos[105] .

No entanto, as numerosas tentativas de utilização de factores de crescimento para melhorar a capacidade osteogénica dos biomateriais implantados ainda não chegaram à clínica. A razão para esta situação algo dececionante reside, muito provavelmente, na natureza intrínseca destas moléculas[37] . Os factores de crescimento são, por natureza, sinais flutuantes e de curta duração que iniciam ou modulam pequenas alterações incrementais nas células como parte de reacções em cascata. O efeito destes sinais varia drasticamente com o tipo de célula, fase e localização, com o estado dos tecidos circundantes e com a presença de outros factores de crescimento. Além disso, os factores de crescimento são sinais temporais que mobilizam substratos inadequados para a adesão celular, e os seus receptores celulares não estão envolvidos na adesão celular. Por conseguinte, não deve surpreender que a aplicação de factores de crescimento isolados não forneça um sinal suficientemente potente para melhorar significativamente a integração do implante no osso. Consequentemente, para tirar o máximo partido dos factores de crescimento, é necessário atacar o problema também a um nível mais fundamental, em que se possa desencadear uma cascata orquestrada de expressão de factores de crescimento que forneça um sinal local em grande escala para que as células iniciem e mantenham a osteogénese a um nível elevado durante um período de tempo clinicamente significativo.

Componentes da matriz extracelular na cicatrização peri-implantar

Uma via possível para desencadear cascatas de expressão de factores de crescimento semelhantes às do desenvolvimento para o crescimento ósseo é tirar partido do aparelho de reconhecimento molecular da superfície para os ligandos da matriz extracelular.

Quando um implante entra em contacto com o corpo, a superfície é instantaneamente (em segundos) coberta por uma película proteica que se precipita a partir de fluidos tecidulares, células rompidas e sangue. A natureza desta película depende fortemente das características da superfície do dispositivo implantado, em particular a hidrofobicidade da superfície, o potencial zeta e a densidade de carga da superfície. As investigações sobre o papel dos potenciais zeta e das densidades de carga superficial mostraram que as proteínas da matriz orgânica extracelular são os principais reguladores da carga superficial nos tecidos duros. Em contraste com as deposições minerais, estas moléculas da matriz orgânica estabilizam e modelam a interface mineral-tecido no osso e controlam a formação da estrutura interfacial e, por conseguinte, a estabilidade do complexo tecido-mineral. Em suma, a superfície do implante que é exposta às células é uma superfície bioactiva composta que resulta, em parte, das características químicas e estruturais do implante subjacente e, em parte, da composição e espessura da película adquirida.

As células, quando fixadas à superfície do implante, não são cegas, mas "vêem" a superfície e umas às outras, sondando o meio envolvente com uma mistura complexa de estruturas da superfície celular, normalmente conhecidas como receptores e ligandos, que medeiam a adesão celular e a sinalização e comunicação celulares. As interacções da matriz extracelular das células são análogas a um composto de velcro celular. As células ligam-se à matriz, às estruturas na superfície do implante e umas às outras para formar a estrutura de um tecido. Os ligandos presentes na superfície do implante fornecem um código de endereço para uma célula aderir ou migrar, ou um sinal epigenético para uma determinada célula proliferar, crescer, diferenciar-se, sofrer alterações estruturais ou mesmo morrer. Os sinais de um recetor ligado podem ser transmitidos diretamente para o núcleo para ativar ou inativar a transcrição de genes ou a tradução de ARNm, ou o sinal pode ativar cinases celulares que podem afetar uma vasta gama de processos celulares, incluindo a secreção de factores de crescimento e moléculas de matriz que podem reabastecer os stocks de ligandos extracelulares e reforçar a cascata de sinais em curso. Em alternativa, um recetor ligado à matriz extracelular pode proporcionar uma ligação direta ao citoesqueleto interno que, tal como o esqueleto de um organismo, proporciona integridade estrutural e dita o comportamento migratório e a forma da célula. É o caso de alguns receptores de integrina que ligam a proteína fibronectina da matriz extracelular às moléculas intracelulares talina e vinculina, que por sua vez se ligam à actina, um componente importante do citoesqueleto. Deste modo, a ligação dos receptores de integrinas à matriz extracelular ou a um implante revestido de fibronectina pode afetar diretamente a forma e a estrutura interna da célula aderente. Foi também sugerido que as integrinas desempenham um papel importante quando as células aderem diretamente a metais como o titânio, tendo sido demonstrado que a natureza da liga metálica pode influenciar o padrão de expressão das integrinas envolvidas. Num terceiro cenário, os ligandos apresentados na superfície de uma célula recrutam um segundo tipo de célula para o tecido. Este tipo de recrutamento é a base para o funcionamento do sistema imunitário e é a forma como os linfócitos são recrutados a partir do sistema circulatório para iniciar a cicatrização de feridas e os processos de reparação, incluindo a cicatrização óssea em torno de implantes.

Cada tipo de célula tem o seu próprio padrão único e combinações de moléculas de reconhecimento de superfície, e está geneticamente pré-programado para lançar as suas respostas quando determinadas estruturas de superfície são encontradas. Além disso, muitas famílias diferentes de receptores estão presentes na superfície de uma única célula, e uma grande variedade de ligandos é apresentada no ambiente extracelular. De facto, várias proteínas da matriz extracelular contêm múltiplos domínios que constituem um conjunto de ligandos diferentes para células diferentes ou mesmo para receptores diferentes na mesma superfície celular. Este agrupamento de ligandos controla a ocupação global dos receptores porque a energia de ligação de um recetor ligado à matriz aumenta na presença de receptores ligados vizinhos. Isto dá origem a um forte efeito de distribuição do ligando, em que a justaposição de ligandos de matriz imobilizados em substrato dá origem a uma resposta positiva não linear do recetor ao aumento da densidade do ligando. Esta complexidade na apresentação dos ligandos e a diversidade de receptores nas superfícies celulares dificultam a identificação das funções individuais de cada par ligando-recetor durante processos complexos como a cicatrização de feridas e a histogénese. Também torna difícil melhorar o desempenho biológico dos implantes através da utilização de ligandos flutuantes, como as hormonas ou os factores de crescimento, que visam especificamente receptores únicos cujos equilíbrios de ligação são pouco influenciados pelos complexos receptores-ligandos vizinhos. Por outro lado, a redundância e a sinergia no sistema recetor-ligando para ligandos imobilizados no substrato e o reconhecimento da superfície garantem robustez e estabilidade ao processo de cicatrização e reparação óssea. Assim, se for corretamente utilizada, uma proteína da matriz extracelular multi-domínio imobilizada no substrato, um material biomimético sintético ou uma combinação dessas moléculas, poderá constituir a base para novas superfícies de implantes biomodificados que tiram partido da forma como a distribuição espacial dos ligandos controla as respostas celulares e inicia a formação de contactos focais.

No osso mineralizado, a maior parte das moléculas da matriz é produzida pelas células osteoblásticas. Muitas das moléculas estruturais da matriz extracelular no osso têm uma sequência de arginina-glicina-ácido aspártico (RGD) onde as células se podem ligar através de um recetor de integrina. Várias destas moléculas, incluindo a fibronectina, a osteonectina, a vitronectina, a laminina, os colagénios, a osteopontina, a sialoproteína óssea, a sialoproteína dentinária e a trombospondina, foram testadas para iniciar o crescimento ósseo e manter a integridade óssea. Pensa-se que a ligação aos receptores de integrina representa o mecanismo primário das interacções entre as células osteoblásticas e a matriz extracelular que controlam a morfologia, a proliferação e a diferenciação das células. Estudos demonstraram que o revestimento de implantes de titânio com péptidos contendo RGD é possível, proporcionando uma superfície funcionalizada que pode ligar receptores de integrina e melhorar a fixação e a função das células osteoblásticas. No entanto, as experiências também sugerem que, no osso, as moléculas contendo RGD devem funcionar em conjunto com as proteínas morfogenéticas ósseas para poderem induzir o crescimento ósseo. Assim, a indução óssea por implantação de matrizes contendo RGD é observada principalmente quando as proteínas morfogenéticas ósseas são fornecidas concomitantemente, e é definida espacialmente pelo volume da matriz, mas limitada temporalmente apenas ao tempo em que as proteínas morfogenéticas estão presentes.

Outros componentes da matriz que não expressam um motivo RGD também estão diretamente envolvidos na formação de tecidos mineralizados. O glicosaminoglicano heparan sulfato e o proteoglicano lumican estão ambos intimamente associados à diferenciação das células osteoblásticas. Outras moléculas da matriz extracelular, como os membros da superfamília do domínio A do fator von Willebrand, desempenham papéis importantes na estrutura e função da cartilagem e do osso. Também as metaloproteinases da matriz e os seus inibidores correspondentes, os inibidores tecidulares das metaloproteinases, são componentes importantes da matriz extracelular do osso. Estas proteínas são diretamente responsáveis pela plasticidade e integridade do osso, fornecendo um sistema para a decomposição e remodelação controladas dos componentes orgânicos insolúveis da matriz, como os colagénios. Além disso, as metaloproteinases da matriz fornecem um sinal secundário para a diferenciação e função das células ósseas, bem como para a angiogénese durante a cicatrização óssea, simplesmente através da libertação de sinalizadores solúveis

peptídeos das biomoléculas da matriz em degradação. Esta libertação de produtos de degradação e de factores de crescimento ligados à matriz fornece um forte sinal de feedback da matriz extracelular para as células ósseas, que, por sua vez, podem reagir ajustando a taxa de formação ou remodelação óssea através da alteração da expressão e secreção de componentes da matriz extracelular.

Finalmente, as proteínas da matriz extracelular do esmalte são também possíveis candidatas a revestimentos bioactivos de implantes. Durante a formação do dente, estas moléculas iniciam e modelam a biomineralização do esmalte e induzem a formação do cemento radicular. Se, como sugerem várias observações, a deposição de proteínas da matriz do esmalte precede diretamente o desenvolvimento de tecidos duros na mandíbula, a interação entre a matriz do esmalte e as células na superfície pré-tratada do implante pode ser utilizada para reiniciar programas de desenvolvimento adormecidos em células progenitoras para a regeneração do osso. Estas respostas envolveriam normalmente cascatas sequenciais de factores de crescimento que actuam na multiplicidade de células necessárias para reconstituir completamente os tecidos perdidos ou para construir novos tecidos. Esta qualidade torna estas moléculas da matriz extracelular agentes terapêuticos potenciais atractivos para utilização com implantes metálicos onde a formação direta de osso funcional ou de tecidos relacionados com o osso é necessária para um resultado clínico bem sucedido. De facto, vários estudos em animais demonstraram agora que as proteínas da matriz extracelular do esmalte são capazes de melhorar a formação óssea em torno de implantes de titânio.

É evidente que a matriz extracelular do osso é uma entidade biologicamente ativa que contém moléculas que, se adicionadas à superfície do implante, podem representar avanços na osteogénese interfacial guiada. Essas moléculas, quando utilizadas para recrutar o aparelho de reconhecimento da superfície e os mecanismos de adesão focal para as interacções célula-superfície, podem proporcionar uma forma viável de indução biomimética de cascatas de factores de crescimento na interface osso-implante que promovam a fixação, o crescimento e a reparação de tecidos duros ao longo de um período de tempo consumado com um resultado clínico favorável.

Os futuros desenvolvimentos das superfícies de biomateriais incluirão também superfícies cada vez mais sofisticadas e multibiofuncionais[21] . Estas últimas incluem os seguintes aspectos: (i) está em curso um desenvolvimento quase revolucionário no que diz respeito às possibilidades de construir a micro-arquitetura das superfícies. Isto será explorado para otimizar a arquitetura da superfície 3-D, com a intenção de fazer corresponder funcionalmente diferentes entidades biológicas, tais como proteínas, processos celulares e células inteiras. Esta correspondência visa o reconhecimento a nível molecular e celular.(ii) A funcionalidade microarquitectural mencionada em (i) será combinada com padrões químicos correspondentes que funcionam em sinergia com a microarquitectura.(iii) A porosidade controlada da superfície proporcionará novas funções, influenciando a interação célula-superfície, o transporte de nutrientes e substâncias sinalizadoras, a libertação de aditivos funcionais, etc.(iv) A dissolução programada de superfícies multicamadas proporciona novas oportunidades para otimizar a superfície do biomaterial para diferentes períodos da fase de cicatrização. Essa programação temporal da superfície pode ser utilizada para expor diferentes micro-arquitecturas, diferentes padrões químicos e diferentes porosidades em momentos diferentes. Permite igualmente a libertação programada no tempo de diferentes estímulos inorgânicos e orgânicos, como as hormonas de crescimento. (v) Através da utilização de camadas viscoelásticas macias, as propriedades mecânicas das superfícies à macro e à microescala podem ser optimizadas para a interface. Essas camadas podem envolver, por exemplo, biomembranas e hidrogéis.

DISCUSSÃO

A resposta biológica global do tecido hospedeiro aos implantes dentários depende inquestionavelmente das características fundamentais do material do implante e das suas características de superfície.

Para um desempenho ótimo, os materiais implantados devem ter uma biocompatibilidade, resistência mecânica e bioestabilidade adequadas em ambientes fisiológicos. Para otimizar o desempenho biológico, o implante deve ser selecionado de modo a minimizar a resposta biológica negativa, assegurando simultaneamente uma função adequada. Os materiais biotolerantes são aqueles que não são necessariamente rejeitados quando implantados em tecidos vivos, mas são rodeados por uma camada fibrosa sob a forma de uma cápsula, por exemplo, PMMA. Os materiais bioinertes permitem a aposição estreita de osso na sua superfície, conduzindo à osteogénese de contacto, por exemplo, o titânio e o óxido de alumínio. Os materiais bioactivos também permitem a formação de novo osso na sua superfície, mas a troca de iões com o tecido hospedeiro leva à formação de uma ligação química ao longo da interface, por exemplo, vidro e cerâmica de fosfato de cálcio. Os materiais bioinertes e bioactivos são também chamados osteocondutores, ou seja, podem atuar como suportes que permitem o crescimento ósseo nas suas superfícies. Os materiais biomiméticos são materiais de engenharia de tecidos concebidos para imitar processos biológicos específicos e ajudar a otimizar a resposta curativa/regenerativa do microambiente do hospedeiro. Os materiais biomiméticos podem ser qualquer combinação das categorias de atividade química e biodinâmica, dependendo da estratégia terapêutica e do tipo de tecido hospedeiro.

A osteointegração é a "ligação estrutural e funcional direta entre o osso vivo ordenado e a superfície de um implante portador de carga".[18] No entanto, com uma interação puramente física, a interface não seria capaz de suportar nem mesmo forças de tração moderadas. O termo Osseocoalescência foi proposto para se referir especificamente à integração química de implantes no tecido ósseo. O termo aplica-se a materiais reactivos de superfície, tais como fosfatos de cálcio e vidros bioactivos, que sofrem reacções que levam à ligação química entre o osso e o biomaterial. Os implantes osteocalcificados apresentam resistência a cargas de cisalhamento e de tração.

A maioria dos sistemas de implantes dentários disponíveis é construída a partir de metais ou ligas.[10] Até à data, um inquérito multinacional realizado pela ISO indicou que o titânio e as suas ligas são principalmente utilizados. O titânio apresenta biocompatibilidade, resistência à corrosão, uma elevada relação resistência/peso e uma maquinabilidade razoável.[30] Poucos metais apresentam um grau tão elevado de passividade em condições fisiológicas como o titânio.[31] O titânio, quer como metal puro quer como liga, é facilmente passivado, formando um TiO_2 estável que torna o metal resistente à corrosão. Este óxido repara-se instantaneamente em caso de danos como os que podem ocorrer durante a inserção de um implante.

É de salientar que a bioestabilidade do titânio está a ser cada vez mais questionada. Para além do comportamento corrosivo, foram comunicados factores como a toxicidade e as reacções alérgicas ao Ti.[33] Por um lado, as camadas de TiO2 podem inibir reacções inflamatórias com mediadores reactivos da inflamação. Por outro lado, a elevada capacidade de ligação eletrostática da camada passivadora, combinada com a rugosidade da superfície, resulta numa rápida colonização bacteriana. Consequentemente, a acumulação de placa bacteriana nas superfícies de Ti é semelhante ou mesmo superior à dos dentes naturais.

As cerâmicas são bioinertes ou bioactivas.[1] As resistências à compressão, à tração e à flexão das cerâmicas de alumínio, titânio e óxido de zircónio excedem a resistência do osso compacto em 3 a 5 vezes.[10] Estas propriedades, combinadas com elevados módulos de elasticidade e, especialmente, com resistências à fadiga e à fratura, resultaram em requisitos de conceção especializados para estas classes de biomateriais. Estas cerâmicas de óxido têm uma cor clara, branca, creme ou cinzenta clara, o que é benéfico para aplicações como os dispositivos de formação de raízes anteriores. A condutividade térmica e eléctrica mínima, a biodegradação mínima e as reacções mínimas com o osso, os tecidos moles e o ambiente oral são também reconhecidas como benéficas quando comparadas com outros tipos de biomateriais sintéticos.

Os revestimentos de cerâmica CaPO4 sobre biomateriais metálicos (à base de Co e Ti) tornaram-se uma aplicação de rotina para implantes dentários. Estes revestimentos são, na sua maioria, aplicados por pulverização de plasma, são misturas de fases cristalinas e amorfas e têm microestruturas variáveis (fases e porosidades) em comparação com as porções sólidas das formas particuladas dos biomateriais HA e

TCP. Continuam a existir preocupações quanto à resistência à fadiga dos revestimentos de $CaPO_4$ e das interfaces revestimento-substrato em condições de carga de tração e cisalhamento. Foram comunicados alguns casos de perda do revestimento em resultado de fratura mecânica, embora o número de casos comunicados seja reduzido. Este facto levou alguns médicos e fabricantes a introduzir desenhos em que os revestimentos são aplicados em formas (desenhos geométricos) que minimizam o cisalhamento da interface do implante ou as condições de carga de tração (tais como porosidades, parafusos, espirais, planaltos e aberturas).

Nos princípios inicialmente propostos para obter a osteointegração, foi defendida a colocação de implantes de titânio comercialmente puro de superfície lisa do tipo parafuso no osso viável de maxilas ou mandíbulas completamente desdentadas com um período de cicatrização submerso. Atualmente, a utilização de procedimentos de fase única aumentou o desafio das propriedades biomecânicas dos implantes.

As propriedades da superfície dos materiais são consideradas decisivas para a resposta dos tecidos em associação com os materiais. Na procura de métodos para alterar as características da superfície de modo a melhorar o desempenho do implante, tem sido dada muita atenção às alterações da rugosidade e da química da superfície. Estas alterações podem melhorar a interação com os tecidos duros e moles e reforçar as características para suportar cargas. A interação mecânica entre o osso e as superfícies com textura pode levar à osseointegração e as interacções químicas podem levar à osseocoalescência. O encravamento mecânico macroscópico pode proporcionar a fixação inicial do implante, dando tempo para as reacções superficiais que conduzem à ligação química. A escala das características da superfície também deve ser considerada. Existem muitas provas dos efeitos das características da superfície à macro e à microescala nas células e nos tecidos. Os implantes acabados à máquina (ou seja, torneados), como os implantes do sistema Branemark, parecem macroscopicamente lisos, mas os implantes têm uma rugosidade baixa, na ordem dos 0,5 a 1 µm. Com uma seleção cuidadosa dos pacientes e dos locais anatómicos, uma técnica cirúrgica meticulosa e uma carga retardada, este sistema demonstrou excelentes taxas de sobrevivência. Na mandíbula, o sucesso aos 5 a 8 anos excedeu os 99% e foi de aproximadamente 85% na maxila.

Apesar de estar documentado que os implantes Branemark têm um bom desempenho em humanos, continuam a ser desenvolvidos implantes com diferentes características de superfície na tentativa de aumentar o grau e a taxa de osseointegração para permitir uma carga precoce e imediata, e para promover a integração em locais anatómicos com má qualidade óssea ou quantidade óssea insuficiente para implantes convencionais. Devido à evidência experimental e clínica de uma melhor integração com os tecidos, os implantes com superfícies mais rugosas são atualmente alvo de maior atenção.

Muito esforço tem sido dedicado aos métodos de modificação das superfícies dos biomateriais existentes para obter as respostas biológicas desejadas. As abordagens podem ser classificadas como físico-químicas, morfológicas ou bioquímicas.[3]

Métodos físico-químicos: A energia da superfície, a carga da superfície e a composição da superfície estão entre as características físico-químicas que foram alteradas com o objetivo de melhorar a interface osso-implante. A descarga luminescente tem sido utilizada para aumentar a energia livre da superfície, de modo a melhorar a adesão dos tecidos. Os revestimentos de fosfato de cálcio têm sido amplamente investigados devido à sua semelhança química com o mineral ósseo. No entanto, cada abordagem tem as suas desvantagens.

Métodos morfológicos: As alterações na morfologia e rugosidade da superfície do biomaterial têm sido utilizadas para influenciar as respostas das células e dos tecidos aos implantes.

Métodos bioquímicos: Os métodos bioquímicos de modificação de superfícies constituem uma alternativa ou um complemento aos métodos físico-químicos e morfológicos. A modificação bioquímica de superfícies procura utilizar os conhecimentos actuais sobre a biologia e a bioquímica da função e diferenciação celular. O objetivo da modificação bioquímica da superfície é imobilizar proteínas, enzimas ou peptídeos em biomateriais para induzir respostas específicas das células e dos tecidos ou, por outras palavras, controlar a interface tecido-implante com moléculas entregues diretamente na interface. Por exemplo, utilização de moléculas de adesão celular, utilização de biomoléculas - factores de crescimento.

Os critérios para definir o sucesso em implantologia dentária continuam a ser complexos. A grande maioria dos estudos clínicos que relatam o sucesso e o insucesso não quantificam o tipo de sucesso alcançado. O termo sucesso tem sido utilizado indistintamente com a sobrevivência na boca. O termo insucesso tem sido utilizado para indicar que o implante já não está presente na boca. No entanto, existe uma gama de implantes que vai desde a saúde à doença. Os principais critérios para avaliar a qualidade dos implantes são a dor e a mobilidade. A presença de qualquer um deles compromete o implante e justifica a sua remoção. O termo geral sucesso em implantologia dentária foi substituído pelo conceito de qualidade de saúde, com um continuum de saúde-doença que descreve o estado dos implantes.

A disponibilidade de uma multiplicidade de implantes torna árdua a tarefa de seleção de implantes. Esta revisão apresenta uma visão dos vários biomateriais de implantes dentários experimentados desde os tempos antigos até aos contemporâneos com um futuro promissor. O biomaterial do implante e as características da superfície devem ser criteriosamente escolhidos para cada caso, de modo a otimizar o desempenho biológico e assegurar uma função adequada.

RESUMO E CONCLUSÃO

Os biomateriais de implantes dentários evoluíram verdadeiramente desde os antigos implantes de concha até aos implantes biomiméticos actuais. Atualmente, existem várias centenas de sistemas de implantes orais.

Os biomateriais de implantes dentários habitualmente utilizados incluem metais, cerâmicas e polímeros, possivelmente com alguns revestimentos adicionais como a hidroxiapatite.

A resposta biológica do tecido hospedeiro aos implantes dentários depende, sem dúvida, das características fundamentais do biomaterial do implante e das suas características de superfície. Para um desempenho ótimo, os materiais implantados devem ter uma biocompatibilidade, propriedades mecânicas e bioestabilidade adequadas em ambientes fisiológicos.

A resposta das células aos biomateriais no osso envolve uma cascata complexa de eventos, que começa com o condicionamento do material com factores presentes nos fluidos extracelulares. As células aderem a este biofilme, diferenciam-se e modificam a interface. Estas células são reguladas por agentes no seu ambiente, incluindo mediadores endócrinos, parácrinos e autócrinos, proteínas da matriz extracelular e iões metálicos do próprio material. Além disso, o material actua como um bioreactor, ligando, modificando e libertando factores em equilíbrio dinâmico com os tecidos circundantes.

As propriedades da superfície dos materiais são consideradas decisivas para a resposta dos tecidos em associação com os materiais. Na procura de métodos para alterar as características da superfície de modo a melhorar o desempenho do implante, tem sido dada muita atenção às alterações da rugosidade e da química da superfície. Estas alterações podem, por exemplo, melhorar a interação com os tecidos duros e moles e reforçar as características para suportar cargas. A interação mecânica entre o osso e as superfícies com textura pode levar à osseointegração e as interacções químicas podem levar à osseocoalescência. O encravamento mecânico macroscópico pode proporcionar a fixação inicial do implante, dando tempo para as reacções superficiais que conduzem à ligação química. O estudo independente das propriedades topográficas e químicas é confuso porque os métodos utilizados para alterar a morfologia da superfície conduzem frequentemente a alterações na química da superfície. Espera-se que estas propriedades afectem coletivamente a interface osso-implante. A superfície é "reconhecida" pelo sistema biológico através do padrão químico e topográfico combinado da superfície e das suas propriedades viscoelásticas.

A correlação entre as propriedades da superfície do material e os processos biológicos é um tópico-chave para a investigação futura, visando, em última análise, a engenharia das características da superfície para reacções biológicas específicas e desejadas.

A procura do biomaterial de implante perfeito irá continuar. No entanto, um determinado material de implante ou topografia de superfície não pode acomodar todas as condições anatómicas e protéticas. Um bom conhecimento dos diferentes materiais de implantes e das características das superfícies ajudará a selecionar criteriosamente o sistema de implantes para obter um resultado previsível do tratamento.

BIBLIOGRAFIA

1. Sykaras N5 Iaeopino AM,Marker VA,Triplett RG,Woody RD. Materiais de implantes, desenhos e topografias de superfície: o seu efeito na osteointegração. Uma revisão da literatura. Int J Oral Maxillofae Implants 2000;15 :675- 690

2. Keller JC.Características físicas e biológicas dos materiais de implantes.Adv Dent Res 1999;13:5-7

3. Brunski JB, David A. Puleo DA , Nanci A.Biomateriais e biomecânica dos implantes orais e maxilofaciais: Estado atual e desenvolvimentos futuros.Int J Oral Maxillofac Implants2000;15(1):15-46

4. Aalam AA, Nowzari H. Avaliação clínica de implantes dentários com superfícies desbastadas por oxidação anódica, implantes duplamente gravados com ácido e implantes maquinados. Int J Oral Maxillofac Implants 2005;
20 (5):793-8

5. Mc Kinney R. Implantes dentários endósseos. St. Louis : Mosby 1991 p.818

6. Ring ME.Mil anos de implantes dentários: uma história definitiva - parte 1.Compendium1995:16(10):1060-9

7. Balkin BE.Implantodontia: visão histórica com perspetiva atual.J

Dent Educ1988;52:683-5

8. Ring ME.Mil anos de implantes dentários: uma história definitiva - parte 2.Compendium1995:16(11):1132-42

9. Sullivan RM.Implantodontia e o conceito de osteointegração: uma perspetiva histórica.CDA J Nov 2001

10. Misch CE. Implantologia Contemporânea - 2ª Ed. St. Louis:Mosby Inc. 1999. p.271-302

11. Smith DC.Implantes dentários: considerações sobre materiais e design.Int J Prosthodont 1993;6:106-17

12. Gross UM.Biocompatibilidade - A interação dos biomateriais e a resposta do hospedeiro.J Dent Educ 1988;52:798-803

13.   Ratner BD.Rep lacing e Renovação :Sintético
Materiais, Biomimética e Engenharia de Tecidos em Implantodontia.J Dent Educ 2001;65:1340-7

14. Weiss C, Weiss A.Princípios e Prática da Implantologia. St. Louis: Mosby Inc. 2001. p.28-46

15. McKinney RV Jr, Lemons J E. O Implante Dentário - Resposta Clínica e Biológica dos Tecidos Orais. PSG Publishing Company Inc 1985. p.1-24

16. Fathi MH,Salehi M,Mortazavi V,Moosavi SB. Comportamento de corrosão in vitro de implantes dentários de aço inoxidável revestidos com biocerâmica, metal e biocerâmica-metálica. Dental Materials 2003;19:188-98

17. Branemark, Zarb, Albrektsson. Tissue Integrated Prosthesis Osseointegration in Clinical Dentistry. Quintpub. p 11-12

18. Puleo DA,Thomas MV .Superfícies de implantes.Dent Clin N Am 2006;323- 38

19. Albrektsson T,Wennerberg A.Oral Implant Surfaces :Part 1 - Review Focusing on Topographic and Chemical Properties of Different Surfaces and In Vivo Responses to them.Int J Prosthodont 2004;17:536-43

20. Boyan BD,Schwartz Z,Dean DD,Hambleton JC.Resposta de células de osso e cartilagem a biomateriais in vivo e in vitro.J Oral Implantol 1993 ;XIX:116-22

21. Kaesmo B,Gold J.Superfícies de implantes e processos de interface.Adv Dent Res 1999;13:8-20

22. Mc Kinney R. Implantes dentários endósseos. St. Louis : Mosby 1991 p.27-36

23. Lacefield WR Características dos materiais de implante não revestidos / cerâmicos - revestidos Adv Dent Res 1999;13:21-6

24. Ralph McKinney RV Jr, Lemons J E. O Implante Dentário - Resposta Clínica e Biológica dos Tecidos Orais. PSG Publishing Company Inc 1985. p.144

25. Anusavice KJ. Philip's Science of Dental Materials - 11th Ed. Saunders:Elsevier 2003. p.759-80

26. Block M, Kent J, Gutirra L. Implantes em Medicina Dentária. WB Saunders. P. 54-62

27. Limões JE. Biomateriais para implantes dentários. JADA 1990;716-9

28. Phillips RW. Investigações regulamentares e de biomateriais. J Oral Implantol 1990;16:255-6

29. Wang RR, Fenton A. Titânio para aplicações protéticas: Uma revisão da literatura. Quintessence Int 1996;27:401-8

30. McCracken M. Materiais para implantes dentários: Titânio comercialmente puro e ligas de titânio. J Prosthod 1999;8:40-3

31. Parr GR, Gardner LK, Toth RW. Titânio: O Metal Misterioso da Implantologia. Aspectos dos Materiais Dentários.J Prosthet Dent 1985;54:410-14

32. Conselho para os Assuntos Científicos: Aplicações de titânio em

medicina dentária. JADA 2003;13:347-9

33. Tschernitschek H,Dent M5 Borchers L,Geurtsen W.Nonalloyed Titanium as a Bioinert Metal-A Review.Quintessence Int 2005;36:523-30

34. Meijer GJ, Dalmeijer RA, de Putter C, van Blitterswijk CA.Um estudo comparativo de implantes dentários permucosos flexíveis (poliativos) versus rígidos (hidroxiapatite). II. Aspectos histológicos. J Oral Rehabil 1997; 24:93-101.

35. Meijer GJ, Heethaar J, Cune MS, de Putter C, van Blitter-swijk CA. Implantes dentários flexíveis (poliativos) versus implantes rígidos (hidroxiapatite). Int J Oral Maxillofac Surg 1997; 26:135-140.

36. Kawahara H. Respostas celulares a materiais de implante: Factores bio-lógicos, físicos e químicos. Int Dent J 1983;33:350-375.

37. Ellingsen JE,Thomsen P, Lyngstadaas P.Avanços nos materiais de implantes dentários e regeneração de tecidos.Periodontol 2000 2006;41:136-56

38. Cooper LF. O papel da topografia de superfície na criação e manutenção de osso em implantes endo-ósseos de titânio.J Prosthet Dent 2000;84:522-34

39. Rekow D. Desafios informáticos na engenharia de tecidos e

biomateriais. Adv Dent Res 2003; 17: 49-54

40. Wennerberg A, Albrektsson T. Sugestão de directrizes para a avaliação topográfica de superfícies de implantes.Int J Oral Maxillofac Implants 2000;15:331-44

41. Baier RE,Meyer AE.Preparação da superfície do implante.Int J Oral Maxillofac Implants 1988;3:9-20
42. Mekayarajjananonth T ,Winkler S .Medições do ângulo de contacto em biomateriais de implantes dentários.J Oral Implantol 1999;XXV:230-6

43. Marinho VC, Celleti R,Bracchetti G, Petrone G,Minkin C, Piatelli A.Sandblasted and Acid -etched Implants:A Histologic Study in Rats.Int J Oral Maxillofac Implants 2003;18:75-81

44. Wennerberg A, Albrektsson T, Andersson B. Bone Tissue Response to Commercially PureTtitanium Implants Blasted with Fine and Coarse Particles of Aluminum Oxide (Resposta do tecido ósseo a implantes de titânio comercialmente puro jacteados com partículas finas e grosseiras de óxido de alumínio). Int J OralMaxillofac Implants 1996; 11:38-45.

45. Gotfredsen K, Nimb L, Hansen EH, Jensen JS, Holmen A. Análise histomorfométrica e do binário de remoção de implantes de titânio com jato de Ti O2. Clin Oral Implants Res 1992;3:77-84

46. Piattelli M, Scarano A, Paolantonio M, Iezzi Petrone G, Piattelli A. Ressonância óssea a implantes de titânio maquinados e reabsorvíveis com material de jato: um estudo experimental em coelhos. J Oral Implantol 2002;XXVIII:2-8

47. Leonardis D., Garg AK, Pecora GE.Osseointegração de implantes de titânio com ataque ácido rugoso: 5 anos de acompanhamento de 100 implantes minimatic.Int J OralMaxillofac Implants 1994;14:384-91

48. Sullivan DY, Sherwood RI,Mai TN.Resultados preliminares de um estudo multicêntrico que avalia uma superfície quimicamente melhorada para implantes de titânio comercialmente puro maquinados.J Prosthet Dent 1997;78:379-86

49. Johansson CB, Han CH, Wennerberg A, Albrektsson T. Uma comparação quantitativa entre implantes maquinados de titânio comercialmente puro e implantes de titânio-alumínio-vanádio em osso de coelho. Int J Oral Maxillofac Implants 1998;13:315-321.

50. Buser D, Nydegger T, Hirt HP, Cochran DL, Nolte LP.Valores de binário de remoção de implantes de titânio na maxila de porcos miniatura. Int J Oral Maxillofac Implants 1998;13:611-619.

51. Baker D, London RMNeal R.Taxa de ganho de resistência ao arrancamento de implantes de titânio com entalhe duplo: Um estudo comparativo em coelhos.Int J Oral Maxillofac Implants 1999;14:722-728

52. London RM , Roberts FA, Baker DA, DDS, MSDRohrer MD, Neal R.Comparação histológica de uma superfície de implante de duplo entalhe térmico com superfícies maquinadas, TPS e HA: Contacto ósseo in vivo em coelhos...Int J Oral Maxillofac Implants 2002;17:369-376

53. Grassi S5 Piatelli A, Figueiredo LC,Feres M, Melo L,Iezzi G,Alba RC,Shibli JA.Avaliação histológica da resposta óssea humana precoce a diferentes superfícies de implantes! Periodontol 2006;77:1736-43

54. Bowers, Keller, Randolph, Wick, Michaels. Otimização da micromorfologia da superfície para melhorar as respostas dos osteoblastos in vitro. Int J Oral Maxillofac Implants 1992;7:302-10

55. Novaes AB, Souza LS, Oliveira PT, Souza AM. Análise Histomorfométrica do Contato Osso-Implante Obtido com 4 Diferentes Tratamentos de Superfície de Implantes Colocados Lado a Lado na Mandíbula de Cães. Int J Oral Maxillofac Implants 2002;17:377-383

56. Cook SD, Thomas KA .Mecânica da interface e histologia do titânio e do titânio revestido de hidroxilapatite para aplicações em implantes dentáriosTnt J Oral Maxillofac Implants 1987;2:15-22

57. Evans GH, Mendez AJ, Caudill RF. Implantes roscados revestidos com titânio e sem carga versus implantes revestidos com hidroxiapatite na mandíbula de caninos...Int J Oral Maxillofac Implants 1996;11:360-71

58. Gottlander M, Albrektsson T, Carlsson LV. Um estudo histomorfométrico de implantes revestidos com hidroxiapatite e titânio em osso de coelho. Int J Oral Maxillofac Implants 1992;7:485-90

59. Wie H, Hero H, Solheim T. Implantes de titânio revestidos com hidroxiapatite processados por prensagem isostática a quente: Investigações de microscopia de luz e microscopia eletrónica de varrimento.

Implantes 1998;13:837-844)

60. Kay JF.Revestimentos de fosfato de cálcio para implantes dentários.Dent Clin N Am 1992;36:1-18

61. Gross KA, Berndt CC, Iacono VJ.Variabilidade dos implantes dentários revestidos a hidroxiapatite.Int J Oral Maxillofac Implants 1998;13:601-10

62. Chang YL, Lew D, Park JB, Keller JC. Biomechanical and Morphometric Analysis of Hydroxyapatite-Coated Implants with Varying Crystallinity (Análise biomecânica e morfométrica de implantes revestidos a hidroxiapatite com cristalinidade variável). J Oral Maxillofac Surg 1999;57(9): 1096-1108; discussão 1108-1109.

63. Lee JJ, Rouhfar L, Beirne OR.Sobrevivência de implantes revestidos a hidroxiapatite: uma revisão meta-analítica.J Oral Maxillofac Surg 2000;58:1372- 9

64. Trisi P, Keith DJ, Rocco S.Human Histologic and Histomorphometric Analyses of Hydroxyapatite-Coated Implants After

10 Years of Function: Relatório de um caso. Int J Oral Maxillofac Implants 2005;20:124-130

65. Jeffcoat MK,Glumphy EA,Reddy MS, Geurs NC, Proskin HM. Comparação entre implantes dentários endósseos revestidos a hidroxiapatite (HA) com rosca, cilíndricos revestidos a HA e com rosca de titânio.Int J Oral Maxillofac Implants 2003;18:406-410

66. Glumphy EA, Peterson LJ, Larsen PE, Jeffcoat MK.Estudo prospetivo de 429 implantes Omniloc cilíndricos revestidos a hidroxiapatite colocados em 121 pacientes.Int J Oral Maxillofac Implants 2003;18:82-92

67. Iamoni F, Rasperini G, Trisi P, , Simion M .Análise histomorfométrica de um implante revestido com metade de hidroxiapatite em seres humanos: Um estudo piloto. Int J Oral Maxillofac Implants 1999;14:729-735

68. Block MS, Gardiner D, Kent JN, Misiek DJ, Finger IM,Guerra L. Implantes cilíndricos revestidos a hidroxiapatite na mandíbula posterior: observações de 10 anos. Int J Oral Maxillofac Implants 1996; 11(5):626- 633.

69. Wheeler SL. Estudo Clínico Retrospetivo de Oito Anos de Implantes Cilíndricos Pulverizados com Plasma de Titânio e Revestidos com Hidroxiapatite. Int J Oral Maxillofac Implants 1996;11(3):340-350

70. Costa Cde A, Sena LA, Pinto M, Muller CA, Cavalcanti JH,Soares Gde A.Caracterização in vivo de implantes de titânio revestidos com hidroxiapatita sintética por eletroforese.Braz Dent J 2005;16:75-81

71. Jung YC, Han CH, Lee IS, Kim HE.Efeitos da deposição de hidroxiapatite assistida por feixe de iões na osteointegração de implantes dentários endósseos em tíbias de coelho.Int J Oral Maxillofac Implants 2001;16:809-18

72. Oh S, Tobin E, Yang Y,Carnes DL, Ong JL.Avaliação in vivo de revestimentos de hidroxiapatite de diferentes cristalinidadesTnt J Oral Maxillofac Implants 2005;20:726-31

73. Park YS, Yi KY, Lee IS, Han CH, Jung YC. Os efeitos da deposição de hidroxiapatite assistida por feixe de iões na superfície jateada de implantes endósseos em tíbias de coelho. Int J Oral Maxillofac Implants 2005;20:31-8

74. Mohammadi S, Esposito M, Hall J, Emaneulsson L, Krozer A, Thomsen P. Resposta óssea a longo prazo a implantes de titânio revestidos com hidroxiapatite fina pulverizada por magnetrão radiofrequente em coelhos. Int J Oral Maxillofac Implants 2004;19:498-509

75. Bigi A, Boanini E, Bracci B, Fachini A, Panzavolta S, Segatti F, Sturba L. Revestimento de hidroxiapatite nanocristalina em titânio: Um novo método biomimético rápido. Biomaterials 2005;26:4085-9

76. Geurs NC, Jeffcoat RL, Glumphy EA , Reddy MS , DMD. Jeffcoat MK .Influência da geometria do implante e das características da superfície na osteointegração progressiva .Int J Oral Maxillofac Implants 2002;17:811-5

77. Roynesdal AK, Ambjomsen E, Stovue S, Haanaes HR. Um estudo clínico comparativo de três implantes endósseos diferentes em mandíbulas edêntulas. Int J Oral Maxillofac Implants 1998;13:500-505.

78. Roynesdal AK, Ambiornsen E, Haanaes HR. Uma comparação de 3 implantes endósseos não submersos diferentes em mandíbulas edêntulas: Um relatório clínico. Int J Oral Maxillofac Implants 1999;14:543-548.

79. Meraw SJ, Reeve CM, Wollan PC. Utilização de Alendronato na Regeneração de Defeitos PeriImplantares. J Periodontol 1999;70:151 - 158.

80. Carr AB, Beals DW, Larsen PK. Falha de torque inverso de implantes em forma de parafuso em babuínos após 6 meses de cicatrização.Int J Oral Maxillofac Implants 1997;12:598-603.

81. Weinlaender M, Kenney EB, Lekovik V, Beumer J III, Moy PK, Lewis S. Histomorfometria da aposição óssea em torno de três tipos de implantes dentários endósseos. Int J Oral Maxillofac Implants 1992;7:491- 496.

82. Morra M, Cassinelli CC ,Biol, Bruzzone G, , Carpi A, , Santi GD, Giardino R, , Fini M, Surface Chemistry Effects of Topographic Modification of Titanium Dental Implant Surfaces: 1. Surface Analysis .Int J Oral Maxillofac Implants 2003;18:40-45

83. Cassinelli CC, Biol, Morra M, Chem, e Bruzzone G, Carpi A,Santi GD, Giardino R, Fini M.Surface Chemistry Effects of Topographic Modification of Titanium Dental Implant Surfaces: 2. In Vitro Experiments .Int J Oral Maxillofac Implants 2003;18:46-52

84. Sul YT, Johansson C, Wennerberg A, Cho LR, Chang BS, Albrektsson T. Propriedades de superfície óptimas de implantes oxidados para reforço da osteointegração: Química da superfície, espessura do óxido, porosidade, rugosidade e estrutura cristalina. Int J Oral Maxillofac Implants 2005;20:349-359

85. Kim YH, Koak JY, Chang IT, Wennerberg A, Heo SJ.Uma análise histomorfométrica dos efeitos de vários métodos de tratamento de superfície na osteointegração.Int J Oral Maxillofac Implants 2003;18:349-356

86. Ivanoff CJ, Widmark GJohansson C, Wennerberg A.Avaliação histológica da resposta óssea a microimplantes de titânio oxidado e torneado no maxilar humano. Int J Oral Maxillofac Implants 2003;18:341-348

87. Balshi SF, Wolfinger GJ, . Balshi TJ.Análise de 164 implantes de superfície de óxido de titânio em arcadas completamente edêntulas para ancoragem de próteses fixas utilizando a região pterigomaxilar.Int J

Oral Maxillofac Implants 2005;20:946-952

88.   Knobloch L, Larsen PA, Rashid B, Carr AB . Desempenho aos seis meses de implantes com superfícies oxidadas e maquinadas restauradas às 2, 4 e 6 semanas pós-implantação em cães Beagle adultos.Int J Oral Maxillofac Implants 2004; 19:350-356

89. Sul YT, Johansson C, Albrektsson T. Que propriedades de superfície melhoram a resposta do osso aos implantes? Comparação das superfícies de implantes de magnésio oxidado, TiUnite e Osseotite. Int J Prosthodont 2006;19:319-29

90. Buser D, Broggini N, Wieland M, Schenk R.K, Denzer A.J, Cochran D.L, Hoffmann B, Lussi A, Steinemann SG. Melhoria da aposição óssea a uma superfície de titânio SLA quimicamente modificada. J Dent Res 2004; 83(7): 529-33

91. Isa ZM, Schneider GB, Zaharias R, Seabold D, Stanford CM. Efeitos das superfícies de titânio modificadas com flúor na proliferação de osteoblastos e na expressão de genes. Int J Oral Maxillofac Implants 2006;21:203-211

92. Albrektsson T, Wennerberg A. Superfícies de implantes orais: Parte 2 - Revisão centrada no conhecimento clínico de diferentes superfícies. Int J Prosthodont 2004;17:544-64

93. Kaesmo B.Biocompatibilidade de implantes de titânio: Aspectos da ciência da superfície.J Prosthet Dent 1983;49:832-7

94. Baier RE, Meenaghan MA, Hartman LC.Características da superfície dos implantes e interação com os tecidos.J Oral Implantol 1988;13:594-605

95. Doundoulakis JH. Análise da superfície do titânio após esterilização; papel na interação implante-tecido e bioadesão. J Prosthet Dent 1987;58(4):471-8

96. Keller JC, Draughn RA, Wightman JP.Caracterização de superfícies de titânio comercialmente puro esterilizadas.Int J Oral Maxillofac Implants 1990;5:360-6

97. Kawahara D, Ong JL, Raikar GN. Caracterização da superfície de superfícies de titânio descarregadas por radiofrequência e autoclavadas. Int J Oral Maxillofac Implants 1996;11:435-42

98. Singh S, Schaaf NG.Esterilização dinâmica de implantes de titânio com luz UV.Int J Oral Maxillofac Implants 1989;4:139-46

99. Hartman LC, Meenaghan MA, Schaaf MG.Efeitos dos métodos de esterilização e limpeza pré-tratamento nas propriedades dos materiais e na osteocondutividade de um implante roscado.Int J Oral Maxillofac Implants 1989;4:11-18

100. Kilpadi DV, Lemons JE. Efeitos da limpeza e do tratamento térmico nas superfícies de implantes de titânio não ligado. Int J Oral Maxillofac Implants 2000;15:219-230

101. Cochran DL, Schenk R, Buser D, Wozney JM, Jones AA.Proteína Morfogenética Óssea Humana Recombinante-2 Estimulação da Formação Óssea em torno de Implantes Dentários Endósseos.J Periodontol 1999;70:139-50

102. Anitua E.Plasma rico em factores de crescimento: Resultados Preliminares da Utilização na Preparação de Futuros Locais para Implantes .Int J Oral Maxillofac Implants 1999;14:529-535

103. Anitua EA.Melhoria da osteointegração através da geração de uma interface dinâmica de implante.J Oral Implantol 2006;32:72-6

104. Zechner W, Tangi S, Tepper G.Influência do plasma rico em plaquetas na cicatrização óssea de implantes dentários: um estudo histológico e histomorfométrico em minipigs.Int J Oral Maxillofac Implants 2003;18:15-22

105. Kim ES, Choungh PH. Concentração de Plaquetas e o seu Efeito na Formação Óssea em Defeitos Calvários: Um Estudo Experimental em Coelhos. J Prosthet Dent2001;86:428-33

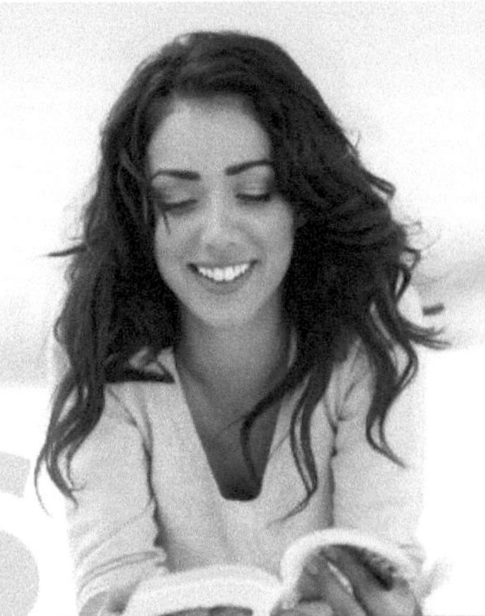

yes
I want morebooks!

Buy your books fast and straightforward online - at one of world's fastest growing online book stores! Environmentally sound due to Print-on-Demand technologies.

Buy your books online at
www.morebooks.shop

Compre os seus livros mais rápido e diretamente na internet, em uma das livrarias on-line com o maior crescimento no mundo! Produção que protege o meio ambiente através das tecnologias de impressão sob demanda.

Compre os seus livros on-line em
www.morebooks.shop

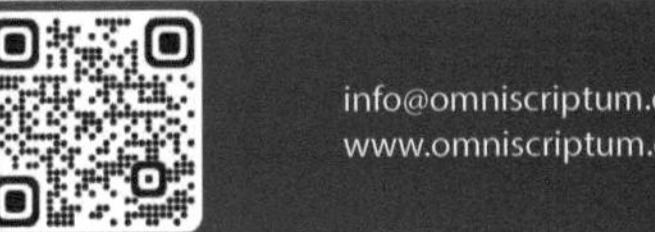

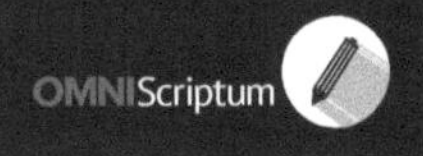

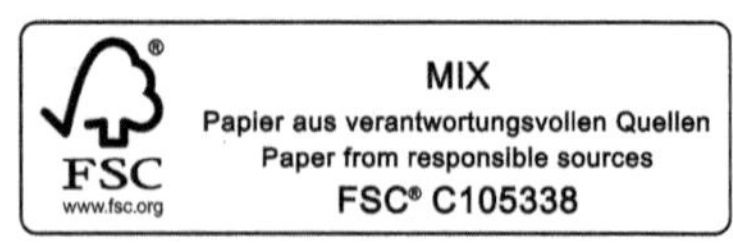